Lebenskrisen · Lebenschancen
– eine Buchreihe,
in der Menschen aus eigenem Erleben
oder aus Anteilnahme am Schicksal eines anderen
versuchen, Ereignisse und Empfindungen
zu reflektieren und aufzuzeichnen,
die zu einem Wendepunkt im Leben führten.
Ob die Ursache der Krise
psychische oder körperliche Erkrankung,
das Scheitern einer Partnerschaft,
die Geburt eines behinderten Kindes
oder der Tod eines nahestehenden Menschen war –
sie wurde zum Anlaß, das Leben zu überdenken.

Wie ein durchdrehendes, sich immer tiefer eingrabendes Rad, so schildert Wolfram Jehser sein Leben, das bestimmt ist von der ständigen, zwanghaften Suche nach Sex. Doch in keiner Beziehung, bei keiner Prostituierten findet er Nähe, wirkliche Intimität und Befriedigung. Und wie bei jeder Sucht wächst das Verlangen nach mehr, noch mehr – immer in der Hoffnung, mit dem nächsten Mal Erfüllung zu finden und den Druck zu mindern. Offen schildert der Autor seinen Suchtalltag: Leere und Suche, Sex und Verzweiflung, Scham und Todeswünsche.
Krankheit und Krise führen ihn schließlich dazu, nach den Ursachen dieser Sucht zu forschen. Er stößt unweigerlich auf das karge katholische Milieu seiner Kindheit, in dem Arbeit, Sauberkeit und Anpassung oberste Maximen der Mutter waren und Beweise der Zuneigung verpönt blieben.
Therapien und Selbsthilfegruppen bestärken den Autor darin, die Abhängigkeit zu durchbrechen, doch ist es für ihn auch heute noch schwer, mit seiner Sucht zu leben, zu klären, was »Trockenheit« in diesem Zusammenhang bedeutet. Er ringt um ein Lebenskonzept und sieht die Chance, die in der Sucht liegt.

Wolfram M. Jehser, 1948 geboren, lebt in Berlin.

Wolfram M. Jehser

Ich bin Wolfram, sexsüchtig

Bekenntnis eines Freiers

Fischer
Taschenbuch
Verlag

Lebenskrisen · Lebenschancen
Lektorat: Anke Rasch

Originalausgabe
Veröffentlicht im Fischer Taschenbuch Verlag GmbH,
Frankfurt am Main, April 1995

Gesamtherstellung: Clausen & Bosse, Leck
Printed in Germany
ISBN 3-596-12480-8

Gedruckt auf chlor- und säurefreiem Papier

Inhalt

Ich bin nicht tätowiert! 7
Du als Sexsüchtiger 10
Um deiner Sünden willen 14
Ein Wort: Sauerei! 18
Ordentlich sauber 20
Sonderlager G. 24
Die Lust-Sucht-Seuchen-Klinik 29
Zwischen den S-Bahngleisen 34
Freiheit von Sexualität in irgendeiner Form 39
So was von undankbar! 44
Seelenbunker 47
Wie ausgeknipst 52
Ab sofort werde ich 55
Familientiefkühlkost 58
Sie haben die Pflicht 60
Schreiben tut weh 62
Offenheit für diese Welt 66
Traumboot 69
Küchengeschichten 75
Musterpatient 79
Junge, schon dich! 82
Das Märchen vom verschlossenen Kistchen 83
Ich lauf' ihr nach 85
Die bekannte Beziehungslosigkeit 88
Neu verliebt 92
I only have eyes for you 96
Beinamputierter Waldläufer 104
Männerstation »Josef« 105
Söhne von schwachen Vätern 113
Seit zwölf Tagen abstinent 116
Angstwegmacher 118
Der Druck des Übels 119
Das is nix für dich! 122

Helferinnen . . . 125
Zunehmend in sexuell devianter Art . . . 127
Dosissteigerung . . . 130
Auf der Suche, rastlos . . . 132
Heiligabend . . . 135
Ein Abend in H. . . . 136
O Herr, erlöse mich von diesem Elend . . . 139
Endlich kam ich an den Punkt . . . 141
Mutti ist im Konsum . . . 142
Ich stecke fest . . . 144
Stellungnahme . . . 145
Trockenbumsen . . . 150
Ein Edel-Sexsüchtiger . . . 153
Ich gebe auf! . . . 156
Horror vacui und Hoffnung . . . 165
Ein mühsamer Weg . . . 172
Ausbruch . . . 181

Zitierte Literatur . . . 185

Ich bin nicht tätowiert!

Psycho-Klinik, Freitag, 11.15 Uhr:
Ich schließe die Tür hinter mir, atme tief durch; dusche und ziehe ein frisches Hemd an.
Drei Tage Klausur. Einzelhaft. Ich bin erleichtert. Drei Tage alleine. Isolation: eine vertraute Situation. Am Montag dann: meine Stellungnahme. – Öffentliche Stellungnahme: Blutentnahme, Stellungskrieg fällt mir ein. Ich denke an Genickschußapparat, Galgengestell, Aufstellung zur Hinrichtung. – »Ich sehe das Töten eines Mannes, der sich eine Prostituierte kauft, als politischen Akt. Jeder Freier ist ein potentieller Mörder. Selbst wenn keine physische Gewalt mit im Spiel ist – was tut er denn ihrer Seele an?« (Phyllis Chesler)* – Galgen, Garrotte oder Genickschuß? Nein, Freier sollte man pfählen! – Verdammt, nachdenken soll ich laut Verordnung.
Ich öffne das Fenster, lass' mich aufs Bett fallen, starre an die Decke. Stellungnahme. »Nasses Denken!« Aide-mémoire mit Wasserflecken. Flecken auf dem Laken. Ich springe auf, lege mich wieder hin, nehme ein Buch zur Hand. Es ist ein Bericht über die unattraktiven, bierbäuchigen Hurenkunden, die Freier, über den morbiden Querschnitt der deutschen Männerwelt. Ich lese vom Machttyp, der davon träumt, eine Herr-Sklavin-Beziehung einzugehen; vom Babytyp, der umsorgt werden will; vom Bindungslosen, der auf Sexualität hofft, die seine Angst verdeckt; vom Defizitären, der Jugend und Schönheit – Eigenschaften, die er nicht hat – sucht; vom Vatertyp, der Angst vor reifen und erwachsenen Frauen hat; vom gehemmten Typ, der Schwierigkeiten mit der Kontaktaufnahme hat. (Nur im Kontakthof, nur im Kontakthof, da nehme ich ganz leicht Kontakt auf.)
Ich glaube, ich bin der Mischtyp. (Mit Mischhaut und Neigung zu fettigem Haar.)

»Eine Ansammlung von häßlichen Menschen, verfettete, in-

* Literaturangaben siehe Anhang, S. 187

tellektuell, emotional und körperlich verarmte, tätowierte, laute, selbstherrliche Männer, die seit Jahrzehnten schon nichts mehr für ihren Körper getan haben, im Gesicht verhärtet von Frust und Alkohol« (M. Wawerzonnek).

Ich bin nicht tätowiert. Ich, der politisch Engagierte, der früher immer laut »Hooch – die-in-ter-naz-zio-nale-Sol-li-da-ri-täät –« gerufen hat, ich, der ich schon manches Dritte-Welt-Projekt unterstützt habe, ich, der ich den »Frauenatlas« und andere Bücher zur Benachteiligung der Frau – national und international –, im Regal stehen habe, ich, der Akademiker, der sich gern mit intellektuellen Frauen unterhält – mit zwei promovierten Frauen hatte ich in den letzten Jahren ein sexuelles Verhältnis –, ich, der liebevolle Vater zweier Kinder, der vor einigen Jahren im Elternrat des Kindergartens über »geschlechtsspezifische Erziehung im Vorschulalter« mit Erfolg referierte, der ordentliche Nachbar, der der schwerhörigen Frau Schmidt immer die Einkaufstasche hochträgt, ich, der anständige Kollege – mein Chef schätzt mich als problemlosen Mitarbeiter –, ich bin ein Frauenkäufer, ein Freier.

»Freier« ist der schönfärberische Begriff für Hurenkunde, der Euphemismus für Hurenbock. Und ein Hurenbock ist – das weiß ich – ein charakterloses Schwein, das seine Frau betrügt, das Geld zum Fenster hinauswirft. Der Minderwertigste der Minderwertigen. Der Säufer ist ein Tugendbold dagegen. »Der Säufer und der Hurenbock, die frieren auch im dicksten Rock.« (Wieso ist mir meistens zu warm?) Ich bin ein Nuttenmieter, ein zahlender Frauenkonsument, ein Täter, ein Prostituierten-Seelenschänder, ein Hurenkunde.

Nicht irgendeiner, einer, der mal in Bierlaune und nach dem Betriebsausflug in den Puff geht. Nein, ich bin ein guter, ein verdammt guter Kunde, ein unmäßig regelmäßiger Kunde. Ich bin ein unfreier Dauerfreier.

Neulich wurde – als ich gerade wieder einmal Kunde war – Nora am Telefon verlangt. »Ich kann nicht«, rief sie. »Ich habe einen Stammgast.« Ich bin ein puffbekannter Stammgast, ein zahlender Dauerkunde, ich gehöre also zum harten Kern der Ansammlung häßlicher, defizitärer Männer.

Aber ich bin nicht selbstherrlich, bin nicht laut. Bin ein Leisetreter – wie mein Vater. »Ist Prostitution nicht ein Verbrechen gegen die

Frauen?« (Phyllis Chesler) Ich bin ein stiller Freier, ein leiser Verbrecher.

Ich bin der rückfällige Patient Wolfram J. und ganz still, sitze in meinem kleinen Klinikzimmer und muß nachdenken. Drei Tage lang darf ich diesen Raum nicht verlassen. Das Vollwertessen bekomme ich gebracht. Ich bin in Klausur.

Ich soll über meine »Sexsucht« und meinen Sex-»Rückfall« nachdenken und am nächsten Montag dazu öffentlich eine Stellungnahme abgeben. Auf Anordnung des Chefarztes dieser Einrichtung.

Rp.: Klausur. 3 × 24 h

»Du als Sexsüchtiger kannst dir so etwas absolut nicht erlauben!«

Zwei Stunden zuvor, Freitag, ca. 9.20 Uhr:
Ich laufe den langen Gang entlang vorbei an den vielen Türen mit den bunten Zetteln. Je länger einer hier ist, um so mehr Zettel hat er an seiner Tür: Frühstückseinladungen, Einladungen zum Feedback, zum »Wiegen«, liebevoll gemalte Sympathiebekundungen.
Ich komme auf die letzte Minute, habe ein mulmiges Gefühl im Bauch, ziehe im Vorraum meine Schuhe aus. Die Bänke sind alle besetzt, ich muß über einige Leute hinwegsteigen und hocke mich neben meinen Freund und »Leidensgenossen« Manfred auf den Teppich ins Rund meiner Mitpatienten. – Situationsbesprechung in der »Halle«, dem großen Versammlungsraum mit der schönen Balkendecke. Die Psycho-Kapelle.
Alle Patienten und das Therapeutenteam haben sich schon versammelt. Kaum bin ich da, eröffnet die Komiteeleitung der Woche mit einem Glockenzeichen die Sitzung. Hand in Hand treten die beiden Frauen vor. »Ich bin Gaby, eßsüchtig. Und ich bin Andrea, freß-kotzsüchtig. Und hiermit eröffnen wir die heutige Situationsbesprechung.«
Ich schwitze schon jetzt. Habe Magenschmerzen. Einige organisatorische Fragen werden geklärt: Die Diensteliste für die nächste Woche ist noch nicht vollständig. Das geht mich nichts an, ich habe mich schon als Protokollant der nächsten Vollversammlung eingetragen.
Dann steht Gregor, der Oberpriester, der charismatische Chefarzt der Klinik auf. (Man duzt sich hier im Hause.) Er zitiert den § 5 der Klinikhausordnung: »Sexuelle Beziehungen zwischen den Patienten (außer bei Paartherapie) sind nicht erlaubt.« Er begründet kurz den – durchaus einsichtigen – therapeutischen Sinn dieses Paragraphen. Ich weiß, was jetzt kommt: Weil es mich belastete, habe ich gestern in einem kleineren Kreis von meinem »Rückfall« berichtet. Mein »Rückfall«: Vorgestern habe ich ihn zum Bahnhof gebracht. Die kluge, dominante Sonja mit dem Luxuskörper, den

sie immer sehr aufwendig pflegte. Sonja, der Paradiesvogel, der bunte Farbtupfer aus einer anderen Welt. Künstlerin in München. Sie war mir fremd, sie ist mir fremd geblieben. Ich war nie in sie verliebt.

Wenn der Kavalier nicht genießt, sollte er erst recht schweigen. Entschuldige, aber ich mußte unsere Geschichte »veröffentlichen«, ansonsten hätte ich – davon bin ich überzeugt – meine Therapie hier abbrechen können. (Um ehrlich zu sein, es war auch eine Flucht nach vorn: Ich hatte schreckliche Angst, daß mein Zimmernachbar Paul, der sexsüchtige und bigotte Pfarrer, der frisch bekehrte Sünder, hinter der dünnen, hellhörigen Klinikwand lauschend, unser »Kuscheln« mitgehört hatte und mich in Kürze vor versammelter Mannschaft mit meinem »Rückfall« und Regelverstoß konfrontieren würde.)

Es fing alles damit an, daß sie einen bunt bemalten Zettel an meine Tür hängte: »Lieber Wolfram, ich lade Dich herzlich ein, heute gegen Abend mit mir zu kuscheln. Gruß Sonja.«

In dieser Psycho-Klinik mit den dünnen Wänden gehört das Kuscheln zur Therapie, ist förderungswürdig:

> »In unserer Klinik sind direkte sexuelle Kontakte verboten. Dafür wird jede andere Form körperlicher Begegnung unterstützt und gefördert, um Gefühle körperlicher Nähe und Zärtlichkeit angstfrei erlebbar zu machen.«

Schön, nicht wahr? Verordnetes Händchenhalten und Kuscheln auf Krankenschein, beihilfefähig. Gut so, nur: Die offiziell unterstützten »anderen Formen der körperlichen Begegnung« sind gar nicht so leicht. Höchstens zehn Minuten war's förderungswürdig, dann wurd's illegal. Die Abkühlungs- und Hausordnungs-Gedenkpausen zwischendurch haben auch nichts genützt. Mit dem sechsten Gebot hatte ich schon immer meine Schwierigkeiten.

Gregor spricht mich an. Während ich aufstehe – das ist so üblich hier –, spüre ich, wie sich die Schweißflecken in meinem Hemd ausbreiten. Ich werde vom Chefarzt und Obertherapeuten persönlich »konfrontiert«. Ich spüre den Druck, bin angespannt, möchte fliehen und stehe gelähmt und blöde da. Er will wissen, ob es wahr ist, daß ich mit Sonja geschlafen habe.

»Ja, das stimmt.« Meine Stimme kommt mir sehr fremd vor. Er fordert mich zu einer Erklärung und Stellungnahme auf. Ich kann meine Gedanken nicht ordnen. Ich rede von der Erleichterung über die Veröffentlichung. Ich sage, daß es auch etwas Gutes hat, daß mein zentrales Thema mich hier eingeholt hat. Gregor unterbricht mich ungehalten: »Du redest am Kern der Sache vorbei.« Für ihn ist das alles »absolut nasses Denken«. »Vor dem Hintergrund deiner katastrophalen Biographie und angesichts deiner exzessiven Prostituiertenbesuche, der Berufs- und Gesundheitsgefährdung, deiner gescheiterten Ehe, deiner Suizidalität und deiner vielen Schulden ist diese sexuelle Beziehung zu Sonja für dich ein schlimmer Rückfall. Das ist, also ob ein Alkoholiker wieder säuft. Du als Sexsüchtiger kannst dir so etwas absolut nicht erlauben!« (Verdammt, warum lass' ich mich hier so vorführen wie ein Tanzbär? Mit wem ich vögele, ist meine Sache.) Ich stehe beschämt und schweigend da. Die kurze Wut ist schnell verschluckt. Die Situation kommt mir »vertraut« vor: Ohne Schutz, ohne Hilfe, unfähig zur Gegenwehr. Meine »Sünden« vor achtzig Leuten ausgebreitet. Ich habe es nicht anders verdient: öffentliches Bekenntnis und Abstrafung.

Und doch gibt es noch etwas anderes, Neues: Ich höre deutlich Gregors sorgenden Ton, seine Anteilnahme. Seine These ist es, daß ich hier in der Klinik nicht »satt« geworden bin, nicht das an emotionaler Zuwendung bekomme, was ich wirklich brauche und deshalb diesen Rückfall wegen meiner Einsamkeit und Selbstisolierung nötig hatte.

Ich bestreite das, berichte von dem großen Maß an Zuwendung, das ich hier erfahren habe. »Nein, ich habe hier allein in den ersten vier Wochen mehr an Zuwendung bekommen, als in den gesamten 40 Jahren meines Lebens zuvor.«

Gregor äußert seine Zweifel: »Alle, die zu Wolfram eine befriedigende emotionale Beziehung haben, bitte ich, die Hand zu heben.« (Was heißt »befriedigende emotionale Beziehung«?) Ich ärgere mich über diese blöde Frage und schaue mich gespannt und ängstlich um. Sehe Karin die Hand heben, Pfarrer-Paul (wieso der?), Zahnarzt-Manfred. Einige kommen zögernd nach. Es sind sieben bis zehn von den siebzig Patienten, überwältigend viele – finde ich.

Gregor: »Das ist klar zu wenig. Du bildest dir ein, du hättest schon ausreichend emotionale Bindung zu den Menschen hier. Du

kennst deine wirklichen Bedürfnisse gar nicht. Du bist ein Erfrorener, der von minus dreißig Grad auf minus zwanzig Grad aufgetaut ist und jetzt fest behauptet, er sei lebendig und es gehe ihm gut.«
Ich fühle einen dumpfen Schmerz, dieses Bild tut mir weh. Ich denke an Kühlhäuser und tiefgefrorene Schweinehälften. Stehe schweigend, schwitzend und bewegungslos da.
»Wenn du hier drinnen schon Rückfälle nötig hast, dann ist es draußen ganz schlecht um dich bestellt. Zwei Tage nach deiner Entlassung landest du wieder im Puff.«
Er schlägt mir vor, von sofort an bis Sonntagabend in Klausur zu gehen, d. h., abgesondert von der Gemeinschaft über meine Sexsucht, meine Beziehungsprobleme und meinen Rückfall nachzudenken und am Montag vor dem Team erneut eine Stellungnahme abzugeben.
Ich bin einverstanden mit seinem Vorschlag und erleichtert, daß die »Konfrontation« vorüber ist. Ich kann mich wieder setzen. Manfred legt seinen Arm um mich.
– Da sitz ich nun:
Ich, Wolfram Jehser, 42 Jahre alt, geschieden, Vater von zwei Kindern: Hanna, 10 Jahre, Max, 7 Jahre alt, Ingenieur für Meß- und Regeltechnik, gesicherte Stellung, gutes Einkommen, gebügelte Hemden, freßsüchtig und rückfälliger Sexsüchtiger, Patient in einer Klinik für psychosomatische Medizin, seit sechs Wochen hier in stationärer Therapie, sitze mit frischem Hemd in meinem Klinikzimmer in Klausur, schaue auf die kahlen Bäume vor meinem Fenster und denke auf chefärztliche Verordnung hin nach. Ich spüre meinen Magen.
– Magendruck. Ich spüre noch die große Narbe. – Mein Klinik-Buch, das ich vor einem Jahr verfaßt habe, fällt mir ein. Ich hole es aus dem Koffer mit der schmutzigen Wäsche. Lese über Mutti, Papa, Blutverlust.

Um deiner Sünden willen…

Innere Intensiv:
Ich habe keine Schmerzen; nur der Plastikschlauch in meiner Nase ist sehr unangenehm.
»Das hatten wir noch nie«, sagt Pfleger Helmut, »daß hier einer Tagebuch führt.« Doch das Schreiben fällt mir schwer. Ich kann mich kaum bewegen und fühle mich sehr schwach.
Es ist jetzt kurz nach fünf, in der Nacht habe ich keine Minute geschlafen: das Piepsen der Kreislaufüberwacher, die Beatmungsgeräusche, das Röcheln und Stöhnen der Patienten, das nie ganz verlöschende Licht. Alle zwei Stunden wurde mir Blut abgenommen, im linken Arm habe ich eine Dauerkanüle, Combifusion tropft in meine Vene, am rechten Arm hängt ein Blutbeutel, der dritte in dieser Nacht. Null negativ, wenigstens etwas Seltenes habe ich.
Als ich mich endlich entschloß, Hilfe zu holen, habe ich nur noch mühsam kriechend mein Telefon erreicht. Fast drei Liter hab ich »abgesetzt«. Geblutet wie eine Sau, ein abgestochenes Schwein. Gastrointestinale Schweinerei. Anfangs war es ganz erleichternd, der Druck ging weg. Ich hatte sehr eigenartige Phantasien: schlank werden, mich erleichtern, loslassen, allen Dreck ausbluten, die Sünden ausbluten. »Um deiner Sünden willen mußte er leiden mit seinem Blute.« Ablaß, Aderlaß, Berstschutz, Buße, Druckausgleich, Erleichterung, die große Reinigung, Reue, rituelles Schächten, Schuldabtrag, Schuldentilgung, Ventilöffnung.
Doch es hörte nicht auf. Das Ventil ließ sich nicht mehr auf Null stellen. Im Spiegel eine Leiche. Dann konnte ich mich nicht mehr auf den Beinen halten, und mein Telefon stand oben. Dämliche Maisonettewohnung.
Die diensthabende Ärztin in der Aufnahme war erschrocken, als sie mich sah. (»Der 41jährige, 184 cm große und 86 kg schwere Patient fiel auf durch eine ausgeprägte Blässe ohne Schocksymptomatik.«) Meine Blutwerte waren so, daß ich fünf Minuten später auf der Inneren-Intensiv lag.

Kurz darauf standen zwei Chirurgen an meinem Bett. Jetzt war ich erstmals erschrocken. Sie bereiteten die Notschlachtung vor. – Freibank: Papa ging immer hin, meine Mutter hatte Angst, sie könnte eine Nachbarin treffen. Die Jagdwurst hatte einen grünen Streifen. Wenn Tante Emmi zu Besuch kam, machte meine Mutter die Pelle vorher ab. – Zum Glück hatte es aufgehört zu bluten. (»Im weiteren Verlauf wurde kein frisches Blut mehr abgesetzt.«)

Es ist sehr unangenehm, aber ich muß ständig schlucken, Unmengen von Speichel sammeln sich in meinem Mund. Schmerzen in der Nase und im Rachen durch diese blöde Magensonde.

Neben dem Lokusbecken bin ich zusammengebrochen. Gastrointestinal vollgeschissen.

Vollgeschissen – dabei erzählte meine Mutter immer sehr stolz, wie früh ich schon sauber gewesen sei.

Vollgeschissen – dabei ist die Sphinktermoral der Anfang und die Grundlage jeglicher Moral.

Vollgeschissen – »Schiß in der Hose«. Angst und Dünnschiß.

Vollgeschissen – »Insbesondere werden Geiz, Pedanterie und gestörtes Sexualverhalten mit falscher, zu früher oder zu rigoroser Reinlichkeitserziehung in Beziehung gebracht – «, (Schüler-Duden: Psychologie).

Bei ihren Erfolgsmeldungen hatte die Sauberfrau vergessen, daß ich mich mit vier, fünf im unfreundlichen, lieblosen Kindergarten in der Bürgerstraße mit seinen dunklen Gängen, wo ich mich immer sehr alleine fühlte, wo sie uns den Nachtisch in den benutzten Suppenteller klatschten, immer wieder vollgeschissen habe. Ich war der Schrecken der »Tanten«. Wenn mein Bruder oder meine Eltern mich abholten, saß ich oft in Decken gewickelt und sehr beschämt in der Ecke. Und Mutti war das auch sehr peinlich. Angeschissen habe ich die Sauberfrau.

Als Notfall bin ich gestern abend hier eingeliefert worden. Die Neugier der Nachbarn, die besorgte Miene meiner Hausärztin, die Ambulanzfahrer, das Blaulicht, die Fahrt durch die nächtliche Stadt. TaTüTaTaa! – Ich habe es genossen. Fühlte mich leicht und wichtig, fast wie im Rausch. Ein Fest für jeden hypochondrischen Psychopathen!

Vorher hab' ich noch mühsam geduscht. Halbtot bin ich in die Badewanne gekrochen. Lieber tot als vollgeschissen ins Krankenhaus. Aber leider ohne Bademantel, ohne Schlafanzug. (Entschuldige, Mutti! Ich hab' es in der Hektik einfach vergessen.) Ich mußte in das hinten offene »Totenhemd« mit dem aufgedruckten Krankenhausnamen schlüpfen.
»Ohne Schlafanzug nach fremden Leuten fahren, da hört schon was zu.« Sagt Mutti. Meine Mutter hatte immer saubere Nachthemden und saubere Unterwäsche. Ordentlich gestapelt in der Wäschekommode. In der oben rechts unter den gebügelten Taschentüchern, den Schals und den Handschuhen auch die Papiere lagen. Für den Brand- und Katastrophenfall. In der zweiten Schublade lagen ihre Unterhosen, ihr fleischfarbenes Korsett und die Ersatzstangen dafür, in der unteren Schublade die Unterhosen meines Vaters. Für jeden Notfall war Mutti gerüstet.
Früher konnte man mit mir und meinem Bruder auch noch überall hingehen. Da war ich noch sauber. Ich habe die Schiebladen (wie Mutti sagt) nur auf- und zugezogen und keine Unordnung – wie andere Kinder – gemacht. Wenig Geld und trotzdem ordentlich, das war ihr ganzer Stolz. Mit mir konnte man sich sehen lassen. Ich war nicht dumm, ich war nicht bockig, ich war immer sehr bemüht, ein ordentliches Zierdeckchen zu sein.

Sofakissen mit Mittelknick

Meine Mutter hat mich behandelt. Behandelt
mit dem Interesse, das man einem selbst-
gehäkelten Kommodenzierdeckchen,
einem selbstbestickten Sofa-
kissen mit Mittelknick
entgegenbringt.
Man schont es,
man hält es sauber,
man zeigt es stolz vor
Aber wer liebt schon sein Sofakissen?

Ich hatte gerade einen Traum: Ich bin irgendwo mit meiner Mutter unterwegs. Plötzlich zieht über uns ein schmales, grellfarbenes, gegabeltes Wolkenband auf. Es sieht sehr bedrohlich aus: ein Unwetter. Das Wolkenband entzündet sich, brennt wie eine Zündschnur, aber laut krachend ab. Rast auf uns zu. Wir werfen uns auf die Erde. Der Feuersturm rast über uns hinweg. Brennende Zweige fallen auf meine Mutter. Ihre Kleider stehen in Flammen. Ich will ihr helfen, sie retten. Ich muß sie retten, es ist meine Schuld. Mea maxima culpa. Aber ich komme trotz großer Anstrengung nicht hoch. Meine Füße und Beine sind gelähmt. Es gibt jedoch einen Ausweg: Zu meiner klammheimlichen Erleichterung kann ich rückwärts davonkriechen.

Ein Wort: Sauerei!

Schwester Cornelia steht neben meinem Bett. »Herr Jehser, schöne Grüße von Ihrer Mutter und von Ihrem Bruder soll ich Ihnen bestellen. Sie haben auf der Station angerufen. Und Ihre Mutter – soll ich Ihnen bestellen – hat einen Brief für Sie abgeschickt.«

Ein Brief meiner Mutter in ordentlicher Sütterlinschrift. Nach dem Muster: »Lieber Wolfram! Denk bitte an Tante Emmis Geburtstag. Habe Dir zwanzig Mark beigelegt. Schick bitte Deine Wäsche. Viele Grüße! Deine Mutter.«

Vor kurzem erst ist mir ein Brief meiner Mutter wieder in die Hände gefallen. Ich war 22, wohnte schon seit Jahren nicht mehr zu Hause, als ich erstmals mit einer Freundin, Christa, auftauchte. Nach einer Nacht hat sie uns rausgeworfen. In diesem Brief steht alles drin. Mir ist sehr kalt.

»Wolfram!

Für Deinen Brief, den ich gestern bekommen habe, kann ich mich ja nicht bedanken. Thema Christa: Man sagt, der erste Eindruck ist der richtige. Schon die Begrüßung fand ich – sowohl wie Papa – etwas komisch. Daß mein Gruß erwidert wurde, habe ich nicht gehört...

Ihr Benehmen war unmöglich. Ich saß mit ihr in der Stube. Was macht sie? Sie liest die Zeitung und raucht. Anstand wäre es gewesen, wenn sie gefragt hätte, ob sie rauchen darf. Was jede andere getan hätte. Wenn wir auch verkalkt und altmodisch sind, aber trotzdem weiß ich, wie ich mich bei anderen Leuten zu benehmen habe. (Das habe ich schon als Kind gewußt.)

Da Du immer von einem Mädchen geredet hast, so haben wir angenommen, daß die das war, die Du mal heiraten wolltest. Mit fast 23 Jahren kann das ja sein. Und als Du mir sagtest, daß ihr zum Einwohnermeldeamt wollt, war ich sprachlos, und ich habe gedacht: Mit der? Als ihr weg wart, habe ich mich erst mal ausgeweint, sonst wäre mir die Galle übergelaufen...

Thema Unordnung: Ich habe am Morgen ihren Pullover rechts gemacht und ihre Hose ordentlich hingelegt. Am Abend das gleiche Bild, nur noch schlimmer. Wenn ein Mädchen mit 22 Jahren das noch nicht kann und noch dazu bei fremden Leuten, dann tut sie mir leid. (Deren Zimmer möchte ich mal sehen.) Ein Zeichen, daß sie es zu Hause nicht gelernt hat. Der Kragen ist mir geplatzt, als ich sie morgens mit Deinem Schlafanzug auf dem Sofa sitzen sah. Ohne Nachthemd, ohne Schlafanzug nach fremden Leuten fahren, da hört schon was zu. Auch nackt ins Bett, da sieht man mal, wie weit der Verstand reicht. (Ein Wort: Sauerei!) Wir erwarten nicht, daß Du mit Sophia Loren kommst. Aber mit einem Mädchen, wo Du Dich mit sehen lassen kannst und Du weißt, daß es mal eine liebe Frau und Mutter wird. Du hast doch so viel Menschenkenntnisse? Wenn Du ein bißchen gepflegter und mit sauberer Kleidung umherlaufen würdest, wäre bestimmt richtiger. Es gibt auch noch Mädel, die danach gucken. (Ganz abgesehen von Deinem Bart.)
Einen Satz kann ich Dir nicht vergessen, als Du sagtest, wir wollten Dich wohl verlieren. Hast Du den Eindruck von Deinen Eltern schon einmal gehabt? Wo man alles für Dich getan hat! Du bist nie leer von hier weggegangen: Wäsche, Lebensmittel, was zum Anziehen und bares Geld. Diesmal ist Dir viel verlorengegangen, aber Du hast es ja so haben wollen. Papa hätte sich gefreut, wenn Du ihm beim Tapezieren geholfen hättest: aber leider nein. Glaube ja nicht, daß es noch ein Kinderspiel für Papa in seinem Alter ist. Papa hätte genug an den acht Stunden Arbeit in der Fabrik, aber er geht jeden Abend mit mir zum Putzen. In erster Linie hast Du das meiste Gute davon. Alles macht man für Dich. Aber daß Du mir schon mal eine kleine Freude gemacht hättest, leider nie.
Meinen Geburtstag in diesem Jahr werde ich in schlimmer Erinnerung behalten: Soviel Tränen habe ich noch nie vergossen.
Nun finde bitte eine Lösung. *Dir* steht Dein Elternhaus noch offen.

Deine Mutter«

Ordentlich sauber

Heute morgen hat man bei mir eine Gastroendoskopie gemacht, doch »die endoskopische Suche nach einer Blutungsquelle blieb erfolglos«.
Am Nachmittag kam dann die Darmspiegelung. Aber: »Auch die Coloskopie war vollständig unauffällig.« (Ich bin halt ein unauffälliger Mann.) Fünf Liter Natriumsulfatlösung hat man mir vorher per Magensonde eingeflößt und dann die Bettpfannen in rascher Folge gewechselt. Schwester Cornelia meinte, mein Darm sei jetzt »ordentlich sauber«. Jetzt werde ich sogar schon von innen geputzt. Das hat nicht mal Mutti geschafft. »Ordentlich sauber!« Durch und durch! Wenn's so sauber wie gekocht sein soll!
Ich war immer ein ordentliches und sauberes Kind. Jedenfalls habe ich mich immer sehr bemüht. (Nur ein sauberer Mann bin ich nicht geworden. Obwohl ich immer gründlich dusche, bevor ich zu Nora oder Anuschka oder Moni gehe.)
Die obersten Werte in unserer Familie waren Ordnung, Sauberkeit und kurze Haare. »Was sollen denn die Leute denken!« war der Leitspruch meiner Mutter, mit dem sie mich ununterbrochen traktierte, damit ich mir die Schuhe putzte, ein sauberes Taschentuch einsteckte, den obersten Hemdknopf schloß, mir die Haare schneiden ließ, die Hände wusch – den Daumen nicht vergessen! –, den Mantel abbürstete, den Schal ordentlich um den Hals legte. Nur: Zufrieden war sie nie.
Und mach den obersten Knopf am Hemde zu! – Und kämm dich mal, hinten auch! – Und bürst dir mal den Mantel ab! – Und zieh deine Pattchen an! – Vergiß den Daumen nicht! – Und geh zum Frisör! – Wie du wieder rumläufst! – So was von Unordentlichkeit! – Was sollen bloß die Leute denken. – Schämen muß man sich mit dir. – Wir machen alles nur für dich und dann kein bißchen Dankbarkeit. – Kämm dich mal! – Und komm nicht so spät! – Das bißchen ißt du auf! – Uns geht es so leidlich, wenn man die Tränen nicht zählt, die Mutti wegen dir vergießt! – Mit einem Wort: Sauerei! Und z-i-e-h dir was an die Füße!

Saubere Kleidung, die Haare schön kurz, die Treppe im Mietshaus und die Wohnungsfenster pünktlich und ordentlich geputzt, die Gardine zuziehn, bevor man das Licht anmacht – das waren einige der wichtigsten Lebensgrundsätze. Nachbarn, z. B. Frau Urban nebenan im »Rosenwinkel«, die die Treppe nicht ordentlich putzten, waren regelrechte Schweine, ja, Feinde. Das Schlimmste, Verachtenswerteste in den Augen meiner Mutter war, unordentlich herumzulaufen. »Wie du wieder rumläufst!« sagte sie kopfschüttelnd und zerrte an meinem Hemdkragen.
Die Wäsche wurde auf dem Rasen gebleicht, die Treppe mit Stahlwolle geputzt, das Linoleum gebohnert, das Bad geschrubbt, Staub gewischt, die Schmutzwäsche eingeweicht. Sie hatte immer viel zu tun. Nur sonntags zum Kirch- und Spaziergang zog sie den Küchenkittel aus.
Zwischen ihr und mir war immer ein Waschlappen oder ein Staubtuch.
Schwester Barbara, die kleine Dralle, die immer ein bißchen professionell mit mir schäkert, hat mir eine weiße, emaillierte Schüssel mit Waschlappen und Seife ans Bett gestellt und mich gefragt, ob ich mich auch alleine waschen könne. (Lange kann ich es noch nicht alleine.) Ich versuche es. Die Schläuche stören. Schwester Barbara wäscht mich. Es ist mir sehr vertraut, angenehm. »Katzenwäsche! Sie gehen ja heute nicht mehr aus!« sagt die kleine Dralle. Früher hat mich immer Mutti gewaschen.

Waschtag

Samstags war Waschtag.
Wir hatten kein Bad, keine Dusche,
nur eine alte, weiß emaillierte Waschschüssel.
Nach dem Mittagessen wurde die Schüssel
auf die Holzkiste neben der Küchentür gestellt,
darunter eine schwarze Gummischürze,
vor die Kiste eine alte Wolldecke.
– Wuschen sich meine Eltern,
mußte ich die Küche verlassen.
Nie in meinem Leben

habe ich sie nackt gesehen.
Bis zu meinem zwölften Lebensjahr
wusch mich meine Mutter.
(Auch Jürgen Bartsch wurde lange
von seiner Stiefmutter gewaschen.)

»Du wirst ja sonst nicht sauber«, sagte sie
neben mir auf einer Holzfußbank sitzend,
mich mit einer Hand festhaltend,
die andere steckte in einem Waschlappen.
Ein neuer Kessel Wasser stand schon auf dem Herd.

Als ich zehn Jahre alt war,
drückte ich einmal beim Waschen
mit einem wollüstigen Gefühl
meinen Schwanz an ihr Knie.
Die Sauberfrau schob mich sofort sehr verwirrt
und sehr ärgerlich zurück
und blickte mich strafend an.
Und ich schämte mich sehr.

Waschtag, große Wäsche. »Versau nicht deine Wäsche!« sagt Mutti. Waschpulver, Wäsche bleichen. »Du siehst wieder so ungewaschen aus!« »Das reine Handtuch nimmst du für oben, das gebrauchte für unten!«
Waschküche, Waschkessel. »Die Unterwäsche nicht auszukochen: Sauerei!« Waschschüssel, Waschlappen. »Was die Urbansche wieder für Bettwäsche auf der Leine hat! Total versaut!« Wäscheklammern, Wäscheplatz. »Mit einem Wort: Sauerei!« Wäschestangen, Wäscheleine. »In meinen Wäscheschrank kann jederzeit jeder reingucken!« Einweichen, auskochen, richtig waschen, gründlich spülen, auswringen, bleichen, aufhängen. Und sie schrubbte die Wäsche auf dem Waschbrett. Seifenpulver aus dem »Konsum«.
Im Sommer durfte ich manchmal vorsichtig zwischen den Wäschestücken umhergehen und mit der Gießkanne die Bleichwäsche begießen und unter dem großen kupfernen Waschkessel

Feuer machen. (»Schick deine Wäsche, damit sie nicht völlig versaut wird.« Schrieb sie mir später in jedem Brief, bis ich verheiratet war. Und: »Deine Wäsche, die kann man kaum auf die Leine hängen. Da muß man sich ja schämen! Total versaut!«) Saubere Kleider, saubere Wäsche, saubere Wohnung, sauberes Kind.

Sonderlager G.

...sauberes Kind. All deine Mühe war umsonst, Mutti. Ich werf' mein Klinikbuch vors Bett. Weil ich nicht ganz sauber bin, bin ich jetzt hier.

Lese in meinen Aufzeichnungen der ersten Tage und Wochen hier in dieser Allgäuer-Abstinenzanstalt. – Schon mein zweites Klinikbuch: Aufzeichnungen aus dem Irrenhaus.

Zugegeben: Ich bin Patient in einer Psychoklinik. Nein, nicht in einer Heil- und Pflegeanstalt, sondern in einer Klinik für psychosomatische Medizin. Ich bin nicht verrückt und ganz freiwillig hier. Jedenfalls hat mich niemand zwangseingewiesen.

Mein Chef hat schon recht: Ich bin kein ausreichend belastbarer Mann. Bei meinem ersten Klinikaufenthalt vor einem Jahr hatte er ja noch Verständnis: Blutverlust, Notfall, Intensivstation, Operation. Mitfühlend hat er sich nach meinem Befinden erkundigt. Aber jetzt: kein Bruch, kein Geschwür, keine Infektion. Und drei Monate stationäre Psychotherapie. Da war es mit seinem mitfühlenden Interesse vorbei.

Mein zweiter Tag. Ich sitze erschöpft in meinem kargen Klinikzimmer: Bett, Schrank, Tisch und Naßzelle. Die Zwischentür zum Nachbarzimmer ist herausgenommen worden, so daß ich zwangsweise mit Robert, einem badischen Lehrer, zusammenwohne. Robert ist Eisenbahnfan: Leider kann man sich mit ihm nur über Spurbreiten, induktive Zugsicherung und Dieseltriebwagen unterhalten. Er kennt tatsächlich den Sommerfahrplan der vor über 30 Jahren stillgelegten Kleinbahn in meiner Heimatstadt. Ich habe dafür meinen tragbaren Computer: hocke davor und schreibe. Um meinen Mitbewohner nicht zu stören, habe ich verbotenerweise – Separation ist nicht erlaubt – eine Decke in den leeren Türrahmen gehängt.

Bei meinem ersten Klinikaufenthalt habe ich auch viel geschrieben. Schon auf der Intensivstation habe ich angefangen. Bedeutende Männer schreiben im Gefängnis, ich in der Klinik.

Allerdings fällt mir das Schreiben schwer: Zuviel ist in den letzten

Tagen auf mich eingestürmt. Die ersten zwei Tage von drei unvorstellbar langen Monaten. Und ich weiß auch nicht recht, wie es mir momentan eigentlich geht.
Am letzten Abend vor der Einkehr in dieses Allgäuer-Psychokloster habe ich alles, was ich mir hier abgewöhnen soll, noch einmal kräftig mitgenommen: Ich war mit meinem Freund M. gut und reichhaltig essen, habe mich mit Wein und Ouzo besoffen und mußte dann schnell nach Hause. Ich hatte mir für 23.30 Uhr die üppige Rozanne bestellt, die freundliche Amateurhure, die ich vor längerer Zeit im »Club für den solventen Herrn« kennengelernt hatte, die aber jetzt freiberuflich arbeitet. Rozanne will »aussteigen« und sucht einen anständigen Mann. Mich findet sie »sehr anständig«. Sie blieb bis zwei Uhr. Ich soll sie unbedingt besuchen, wenn ich zurück bin. – Morgens um sechs bin ich dann völlig erschöpft aufgebrochen.
Mit so was ist es natürlich nun vorbei. Dafür gibt es hier andere Belastungen. Mein Blutdruck geht in diesem Abstinenzinstitut in die Höhe. Eindeutig eine Streßsituation für mich.
Ich habe den Eindruck, in eine Strafvollzugsanstalt mit verschärften Bedingungen geraten zu sein, in das Sonderlager G. – Nur die Gitter vorm Fenster fehlen. Ich mußte meine Kopfschmerztabletten abgeben, darf abends nur zwanzig Minuten die »Heute«-Sendung sehen, ansonsten Fernsehverbot, darf das Haus zunächst nur zu einem kleinen, genau festgelegten Spazierweg, der »Hunderunde«, verlassen, darf nicht ins Dorf, darf nicht einmal mein Auto umparken. Außenkontakte sind in den ersten drei Wochen verboten, ich bekomme meine Post nicht ausgehändigt, darf nicht telefonieren. (Eine Postkarte an meine Kinder habe ich heute heimlich aus dem Hause geschummelt.)
Frühsport und Vollwertkost, aber keinen Alkohol, kein Tabak, no sex, no drugs.
Morgens um 6.30 Uhr geht es mit der Frühmeditation los, dann kommt um 6.45 Uhr der Frühsport: Gymnastik und Waldlauf, um 8 Uhr Frühstück: grüner oder roter Tee, Vollkornbrot und Müsli. Dann Kerngruppe, Komitee oder Vollversammlung. Den ganzen Tag gibt es Pflichttermine. Mein Arbeitsalltag ist weniger stressig. Terminaushänge am Schwarzen Brett, der Therapie-Wochenplan, Suchtgruppen und Suchtverträge, Blutdruckmessen, Patienten-

selbstverwaltung und Wochendienste, Wiegen und Wochenberichte, Infos, Fragebögen, Selbsthilfegruppen. Zwischendurch Karottensalat, roten Tee und wieder Komitee. Kommt man irgendwo zu spät, muß man sich rechtfertigen und eine Mark zahlen.

Das Schlimmste ist, daß ich nach meinen Symptom- und Leidensschilderungen als Sexsüchtiger etikettiert worden bin. Sicher ist was Wahres dran, aber das wird hier noch fatale Folgen haben: Nicht nur, daß ich in eine sogenannte Selbsthilfegruppe für Sexsüchtige muß, sondern auch, was meine Kontakte zu Frauen anbelangt. (Und da hatte ich mir ja von diesem Klinikaufenthalt einiges versprochen.) – Aber es gibt sowieso nicht viele Lichtblicke. Die Alkoholikerinnen, Magersüchtigen und Eß-Kotz-Süchtigen haben alle ein sehr gestörtes Verhältnis zu ihrem Körper, ihrer Weiblichkeit und zu Männern. Und dann gibt es ja auch noch den § 5 der Hausordnung. Vielleicht sollte ich mich ein bißchen um meine Ärztin und Therapeutin Rita kümmern, eine ganz attraktive Frau. Mich faszinieren strenge Muttis. Der Sexsüchtige, der mit seiner Therapeutin vögelt, das wäre eine echte Leistung. Aber konfliktscheu, wie ich bin, suche ich Kontakt vorerst nur zu Männern.

Rita ist meine Kerngruppentherapeutin: Die Kerngruppe, meine therapeutische Heimat, besteht aus etwa zehn Leuten, die für die Dauer der Therapie zusammenbleiben. Kerngruppe: »Wer möchte heute arbeiten?« fragt Rita. Und alle drängen sich mit ihren Pippi-Problemen: »Ich brauche eine Viertelstunde!« »Ich brauche mindestens zwanzig Minuten für meinen Abschied!« »Ich möchte über meinen Eßrückfall sprechen.«

Nachdem ich Rita erzählt habe, daß ich seit Jahren jeden Abend zwei, drei Gläser Wein trinke und manchmal den Kühlschrank leerfresse, hat sie mir aufgetragen, in den nächsten Tagen zu klären, ob ich eventuell auch Alkoholiker und Eßsüchtiger bin. Muß deshalb – oh Maria hilf! – die Suchtgruppen für Eßsüchtige und die Chemiker-Suchtgruppe (Alkohol, Nikotin, Tabletten usw.) zur »Abklärung« besuchen. Ich werd' hier noch ein hohlwangiger Asket!

Ein Patient sagte neulich: »Ich bin durch und durch süchtig.« Ich dachte an Benns »Mann und Frau gehen durch die Krebsbaracke«: »Komm, hebe ruhig diese Decke auf. / Sieh, dieser Klumpen Fett und faule Säfte, / das war einst irgendeinem Manne groß / und hieß auch Rausch und Heimat.«

Jetzt muß ich »abklären«, ob ich mehrfach süchtig bin. Vielleicht auch »durch und durch«. Hoffentlich nur »halb und halb«.

Regeln, Einschränkungen, Abstinenz, Hausordnungsparagraphen, Termine, Konfrontationen, Spirituelles, A-Gruppen-Jargon, psychologische Bibelinterpretation vom Chefarzt. Wo bin ich hier bloß hingeraten? Ist das wirklich das, war mir guttut? Soll ich hier freiwillig drei Monate bleiben? Drei Monate rundum abstinent? Ich würde gerne wieder abhauen.

Und dann auch noch ständig die so verdammt schwer zu beantwortende Frage: »Und warum bist du hier?« Gerate jedesmal ins Schwitzen. Soll ich vor jedem wildfremden Patienten mein Sexualleben ausbreiten? Warum bin ich eigentlich hier? Weil ich nicht mehr so weiterleben wollte und konnte wie bisher. Heute in der Vollversammlung mußte ich mit den anderen drei neuen Patienten zur Vorstellungsrunde in den Innenkreis. Das Klinikteam hat sich vorgestellt. Dann kamen die Neuen dran: Die hübsche, junge Sandra, freß-kotzsüchtig. Ellie, die suizidale und tablettenabhängige Krankenschwester. Robert, der schwer beziehungsgestörte Eisenbahnfan, und als letzter ich. Wie stelle ich mich vor? Warum bin ich hier? Welche Erwartungen habe ich?

Ich habe vor allem von meinen Körpersymptomen erzählt, alles andere war mir zu peinlich. Rita merkte noch an: »Da gibt es auch noch eine Suchtproblematik.« Aber ich wollte nichts dazu sagen vor 70 fremden Menschen. Man hat mich trotzdem aufgenommen, und ich war sehr erleichtert.

Gregor, den Chef des Hauses, kennengelernt: eine beeindrukkende Mischung von fachlicher Kompetenz, Autorität und menschlicher Wärme.

Schwer auszuhalten ist der Gemeinschaftsdruck: Die allgegenwärtige Gemeinschaft mit ihren Anforderungen macht mir angst. Ständig muß ich damit rechnen, wegen irgendeines Fehlverhaltens angesprochen, öffentlich vor 70 Leuten »konfrontiert« zu werden. »Ich möchte denjenigen oder diejenige konfrontieren, die gestern meinen Fruchtjoghurt aufgegessen hat!« Langes Schweigen. Oder: »Gerd, ich möchte dich konfrontieren.« Und Gerd steht blaß und erschrocken auf. »Deine Jacke hat heut morgen nach

Zigarettenqualm gerochen!« Wenn jemand aufsteht und in meine Richtung blickt, schlägt mir schon das Herz im Halse. (»Die Behandlung bei uns ist konfliktzentriert und oft auch konfrontativ.«) Konfrontation ist hier das allgegenwärtige Wort. Der Rückzug wird einem total verbaut. Dabei bin ich doch konfliktscheu und ziehe mich so gern zurück. Kein Wunder, daß mein Blutdruck in die Höhe geht.

– Aber das ist zum Glück nicht alles. Es gibt auch positive Aspekte. Trotz alledem: Es tut mir gut, mit so vielen Menschen zusammen, weg aus Berlin, raus aus meiner Isolation zu sein. In meinem Alltag würde ich immer weiter im Sumpf versinken. Manche Dinge werde ich sicher klären, ein bißchen Licht ins Dunkel bringen können. Ich werde lernen müssen, mit Kritik umzugehen, auf andere Leute zuzugehen. Ich bin ganz hoffnungsvoll. Und regelmäßig Frühsport, geregelte Mahlzeiten, Sonnenaufgang im Allgäu, die intensive Beschäftigung mit mir selbst, der Blick auf die schneebedeckten Alpen, die Klinikgeborgenheit – all das tut mir sicher gut. Vielleicht ist ja auch die Abstinenz gut für mich. Die Erfahrung, daß ich es überleben kann, ist sicher wertvoll. Und nach über 20 Jahren religiöser Abstinenz werde ich hier wieder mit Glauben und Gott, meiner »höheren Macht«, »konfrontiert«. Ich bleibe trotzdem. »Dogfood is good for you«, singt Iggy Pop in meinem illegalen Walkman. (»Autistenklemmen« sind ebenfalls nicht erlaubt.)

Die Lust-Sucht-Seuchen-Klinik

»Ich bin Wolfram, eß- und sexsüchtig.« – Vor jedem öffentlichen Redebeitrag, auch wenn man sich in einer Stunde zwölfmal zu Wort meldet, nennt man hier seinen Namen und seine Süchte.
Ich bin jetzt eine Woche hier, aber an diese Vorstellung habe ich mich noch nicht gewöhnt. (In chinesischen Umerziehungslagern mußten die Häftlinge sich immer mit Nummer und Straftat melden.) Dabei komme ich ja noch gut weg. Mitpatient Heinz stellt sich immer so vor: »Ich bin Heinz, Alkoholiker, tablettenabhängig, freß-kotzsüchtig, spiel- und sexsüchtig.« Manchmal kürzt er ab: »Ich bin Heinz, mehrfachsüchtig.« An den therapeutischen Anerkennungsbeifall nach jedem Redebeitrag – auch dem dümmsten – habe ich mich auch noch nicht gewöhnt.
Bei mir waren sich die Suchtexperten hier (bisher) nur einig, daß ich eß- und vor allem sexsüchtig bin. Ich bin in einer Suchtklinik gelandet. (Klingt wie Seuchenstation, Lust-Sucht-Seuchen-Klinik.)
Das war mir vorher nicht so klar und macht mir große Probleme. Ich wollte eine stationäre Psychotherapie, keine Sexentziehungskur machen. Im Gutachten meiner Hausärztin war von »Sucht« nicht die Rede:

> »... Bei Herrn Jehser ist seit dem 18. Lebensjahr eine art. Hypertonie bekannt, wobei mehrfache intern. und urolog. Abklärungen keine organischen Ursachen ergaben. Die RR-Werte lagen bei 180/110 mm HG. Unter der Behandlung mit Betablockern sanken sie auf durchschnittlich 145/95 mm HG.
> Für die in den letzten Jahren beim Pat. wiederholt aufgetretenen erheblichen Schlaf-, Konzentrations- und Arbeitsstörungen fand sich ebenfalls kein organpathologischer Befund. Zeitweise war die Verordnung eines Antidepressivums erforderlich.
> Der Pat. wurde mehrfach wegen akuter Gastritis und Gastroduodenitis behandelt. Im Dezember 19.. kam es streßbedingt

zu einer gastrointestinalen Blutung. Intraoperativ fand sich als Ursache ein blutendes Meckelsches Divertikel.

Bei Herrn Jehser besteht seit Jahren ein chron. rezidiv. HWS- und Schulter-Arm-Syndrom mit Paraesthesien in beiden Armen. Bei den Untersuchungen fand sich stets ein deutlicher Hartspann der gesamten Nacken- und Schultermuskulatur, der zu bewegungsabhängigen Schmerzen in diesem Bereich führte.

Bei der Beschwerdeproblematik einschließlich der organpathologischen Befunde liegt m. E. eine wesentliche psychische Mitbeteiligung als Ursache vor, so daß von einer psychosomatischen Symptombildung ausgegangen werden kann...«

Von »psychischer Mitbeteiligung«, nicht von Sucht ist die Rede. Sucht: Das klingt verdammt nach Schwindsucht, nach Krankheit, nach Seuche, nach Sünde, nach Metastasen durch und durch. Nach vernarbten Venen. Nach Gosse, nach Toten auf dem Bahnhofsklo.

Und es fällt mir schwer, sehr schwer, mir einzugestehen, daß ich süchtig sein soll. Ich habe Eßprobleme, ich habe sexuelle Probleme. Aber bin ich eß- und vor allem sexsüchtig? Und wenn ja, ist die Sucht nicht einfach nur eine Folgeerscheinung anderer Probleme?

»Ich bin Wolfram, sexsüchtig.« Die Morgenlatte als Rückfall. Sexsucht, eine modische Suchterfindung. Versüchtelung. (Sektsucht, die mag es geben.) Kann man überhaupt sexsüchtig sein, wie andere Leute alkoholkrank? Was heißt das? Was heißt das für mich, wenn ich diese Fragen bejahe? Was soll ich alles aufgeben? Was heißt für mich »sexuelle Trockenheit«? Auf was lass' ich mich ein? Wenn ich hier drei Monate bleibe, kann ich wieder im Knabenchor singen: »Fest soll mein Taufbund immer stehen.«

Ich bin Wolfram. Sexsüchtig? Gut, ich habe Probleme, deshalb bin ich ja hier. Aber übergewichtig sind Millionen. Ich kann halt nicht mit Geld umgehen, und ob meine Ehe wirklich an meiner Sexsucht kaputtgegangen ist, müßte noch geklärt werden. Außerdem bin ich eben ein potenter Mann. Vielleicht sollte ich einfach zu meinen Bedürfnissen stehen. Ich sollte, statt eine Therapie zu machen, lieber in so einen Freier-Interessenclub gehen. Die haben sogar eigene Vereinszeitschriften: Preis-Leistungs-Vergleiche, die neuesten Adressen, Erfahrungsberichte von Gleichgesinnten. Da könnte ich den Freizeit-Hurentester spielen.

> »Schon seit fünf Jahren gibt es diesen kleinen, aber feinen Club im Herzen Schönebergs. Er hatte es nie nötig, durch große Reklame auf sich aufmerksam zu machen. Ein solider Club, in dem »Mann« korrekt bedient wird, in dem Ehrlichkeit Trumpf ist. (...) Wir hatten das Vergnügen mit Conny. Conny ist eine warme, mollige Frau, BH 10, die Badeservice, Natursekt, Erziehungsspiele, Anal und Französisch total bietet. Wäscheträger sind ihr angenehm. Sie ist eine erfahrene Frau, die sich für den Gast viel Zeit nimmt. Es gibt diskrete Parkmöglichkeiten im Hof. Prädikat: Sehr empfehlenswert.«

Mit Presseausweis: Freifick und Extraservice. Jedenfalls sollte man als Mann nichts anbrennen lassen und mitnehmen, was man kriegen kann. Außerdem lag alles nur an meiner Ehefrau, diesem Eisberg, diesem Betonklotz. Ich müßte nur mal an die richtige Frau geraten. Und soll ich mir gar nichts mehr gönnen? Andere Männer fahren Oldtimer, spielen Tennis, sind in Vereinen, das ist eben meine Art, mich zu entspannen. Gut, ich habe Beziehungsprobleme, aber ich lag noch nie in der Gosse. Ich habe alles im Griff, und was sind schon 30000 DM Schulden. Dafür hatte ich neben meinen Beziehungen noch mindestens zweitausend nette Ficks. – Gut, gut, genug. Darf's ein bißchen mehr sein vom Selbstbetrug? Nasses Denken, klitschnasses Denken, so naß, daß mir die Scheiße bis zum Halse steht, ich kurz vor dem Absaufen, Absacken, Untergehen bin.

Die Wahrheit ist: Ich habe die Kontrolle über mein Verhalten verloren. Meine Sexsucht zerstört mein Leben. Ich lebe destruktiv und äußerst selbstzerstörerisch. Ich bin vollkommen beziehungsunfähig, liebesunfähig. Ich fühle mich unfähig, meine Wünsche, meine Sehnsüchte auch nur annähernd zu realisieren, fühle mich gefangen im tiefen Schacht. Ich bin auf ewiger Suche, aber wenn ich Nähe finden könnte, laufe ich ganz schnell davon. Wenn ich ausnahmsweise doch einmal emotionale Empfindungen für eine Frau habe, dann krieg' ich keinen hoch. Ich bin ständig krank, ich fress' mich voll. Ich benutze Sex wie ein Suchtmittel: ohne Kontrolle, zwanghaft. Und ich befriedige meine Sucht – oder was immer meine dauernden Prostituiertenbesuche sind – in einer immer gefährlicheren und destruktiveren Art. Und ich werde mich, wenn ich so weitermache wie bisher, sicher damit umbringen. Direkt oder indirekt. Und meinen Kindern viele Schulden hinterlassen. Und trotzdem, alles wehrt sich in mir. Ich will nicht alles aufgeben. Ich will nicht die Kapitulation, ich will die Kontrolle. Ich will, daß die Ursachen geklärt werden, dann lösen sich die Probleme von selbst. Doch hier behauptet man, daß die Sucht zwar eine Folge von Störungen, Defiziten in der Kindheit sei, daß es aber ein Trugschluß sei, Klärungen in diesem Bereich würden die Abhängigkeit beseitigen. Sucht sei immer etwas, was sich verselbständigt habe. Man muß also nach diesem Konzept zwangsläufig bei der Sucht beginnen.

Man verlangt, daß ich regelmäßig die Selbsthilfegruppe der »Anonymen Sexoholiker« besuche. Das Zwölf-Schritte-Programm der »Anonymen Alkoholiker« spielt in dieser Klinik eine große Rolle. (»Wir räumen der Zusammenarbeit mit Selbsthilfegruppen einen zentralen Stellenwert ein, da fachtherapeutische Hilfe immer nur Hilfe zur Selbsthilfe sein kann.«)

Aber ich habe große Probleme mit dieser Gruppe. Sie hat für mich etwas vom Charakter einer verklemmt-moralischen, amerikanischen Sekte. Die meisten Anwesenden – von mir natürlich abgesehen – sind meines Erachtens nicht sexsüchtig, sondern brauchen eine Sexualtherapie. (Aber vielleicht schließt sich das nicht aus.) Ich will keinen Kampf gegen meine Sexualität führen. Ich will nicht nach der AS-Definition »trocken« leben. Ich will nicht kapitulieren. Anti-Onanier-Exerzitien habe ich mit 14 gemacht: mit kalten Duschen, Morgenmessen, Schweigen, Alpen-Gipfel-Dias und Gebeten für »reifende Jungen«. »O Herr, hilf mir, mit meiner Manneskraft ehrfürchtig und verantwortungsvoll umzugehen!« O nein, mein Herr! Ich hab' meine Manneskraft schon damals in die Gegend gespritzt. Und jetzt wollen sie mich trockenlegen. Statt Ohrenbeichte bei Pastor Güldenberg jetzt Bericht in der Vollversammlung und Absolution vom Obertherapeuten. Alle wollen mein Seelenheil. »Und wenn der Priester mich absolviert, erwecke ich nochmals still Reue und Liebe.«

Vielleicht ist doch alles nur ein Problem meiner Verklemmtheiten, meiner katholischen Meßdienervergangenheit. »Mein Herr und mein Gott! Du hast mir einen Leib geschenkt in Kraft und Schönheit. Du willst, daß ich ihn in Zucht und Ehren halte, weil er ja ein Tempel des Heiligen Geistes ist, den ich nicht schänden darf« (Alfonso Pereira S. J.: Jugend vor Gott). Trotz aller Gebete für den reifenden Jungen, ich war, ich bin ein Dauerschänder. – Vielleicht bin ich einfach ein verklemmter Katholik.

> »Niemand in unserer Gesellschaft mit christlichem Hintergrund kann sich ganz von Schuldgefühlen losreißen, besonders, da ein Tabu auf der Lust liegt. (...) So gibt es zum Beispiel Männer, die sich immer wieder vornehmen, nicht wieder zu Prostituierten zu gehen, und die dann doch wieder gehen und so die Idee bekommen, daß sie süchtig sind. (...) Männer gehen zu Prostituierten, weil sie Lust haben. Sex ohne Verpflichtungen ist recht angenehm. Manche Frau beneidet die Männer darum. (...) Wir versuchen Männern begreiflich zu machen, daß Schuldgefühle hier nicht angebracht sind. In diesem Sinne sind wir eine Selbsthilfegruppe.« (Ein Freier der Amsterdamer »Klep-Gruppe«; Zit. nach: Hydra [Hrsg.]: Freier. Das heimliche Treiben der Männer.)

Also muß ich nur die Scham, meine heimlichen moralischen Ministrantennormen aufgeben, abarbeiten. Vielleicht ist das die bessere Selbsthilfegruppe für mich. Zu meinen Bedürfnissen stehen. Viellcicht verschwinden dann die Probleme. »Wenn der Herr dich nicht immer als Sieger sieht, so soll er dich doch immer als Kämpfer sehen.« Diesen Jesuitenrat beherzige ich wahrscheinlich noch immer. Aber ist es mein Bedürfnis, zweimal in der Woche mit einer Prostituierten zu vögeln, stundenlang suchend durch die Straßen zu fahren? Ich bin unfrei. Gefangen. Abhängig. Das ist keine Frage der Moral. Aber vielleicht ist es nur so ein Zwang geworden, weil ich noch immer meine Meßdienermoral habe, Sexualität für mich immer noch Teufelsdienst ist.

Mußte heute erstmals in die »Chemiker-Suchtgruppe«: Sollte den gestandenen Trinkern beweisen, daß ich kein Alkoholiker bin. Kam in arge Bedrängnis. Meine Haltung wurde als »unklar« gebrandmarkt. Nächsten Mittwoch muß ich wieder hin. Aber den Alkoholiker laß ich mir nicht auch noch anhängen. – Hilfe, es staubt!

Zwischen den S-Bahngleisen...

Jeden Dienstag um 19.30 Uhr gibt es hier ein Verabschiedungsfest, Friedenstanz genannt, für die Patienten, die am nächsten Tag abreisen. Ein einfacher Kreistanz nach dem »Kanon« von Pachelbel. Dann kommt ein schönes Ritual: das Wiegen. Die Abreisenden haben schon Tage vorher jeweils zehn bis zwölf besonders vertraute Menschen mit einem bunten Zettel an der Zimmertür eingeladen. Die hocken sich nun um den Abreisenden herum, legen ihm die Hände auf, summen das tiefe »Oomm« und heben ihn dann langsam auf, wiegen ihn sacht hin und her, zum Schluß hoch über den Köpfen. Dann reihum herzliche Verabschiedung von jedem. Ein schönes Ritual: Kraft, Vertrauen, Sicherheit, Schutz symbolisierend. Es macht mich ganz neidisch.
Auch heute trugen anschließend viele Gedichte vor, sangen oder spielten etwas. Ein buntes, kreatives Programm. Ich saß zwischen den Beinen meiner dicken Patin Eva, eßsüchtig und tablettenabhängig, die sich hier in den ersten Wochen ein bißchen um mich kümmern soll. (Die mich aber ein wenig zu sehr mag, mich zu häufig an ihren üppigen Busen drückt.) Ich hielt die Hand von Anne, einer sehr jungen Frau aus meiner Kerngruppe, für die ich ein warmes, väterliches Gefühl entwickelt habe. Christoph spielte Mozart auf dem Flügel. Ich fühlte mich mit allen verbunden, sicher und geborgen. Allein dafür hat sich das Herkommen, haben sich die 24 000 Mark schon gelohnt.
Zwar ist die Angst vor Menschen, vor Konflikten und Konfrontationen immer noch sehr stark, aber es kommt viel Neues hinzu: Aufmerksamkeit, Zuwendung und – ganz neu für mich - nichtsexueller Körperkontakt und Zärtlichkeit: Ich sauge das alles auf wie ein trockener Schwamm. Händchenhalten – vor kurzem hätte ich nur Hohn und Spott dafür übrig gehabt – tut mir unendlich gut.

> »Die Konfrontation ist nur möglich auf der Basis einer Atmosphäre, die Achtung, Wertschätzung und Angenommensein sicherstellt.«

Ich weit von mir entfernter Mann sehe immer mehr meine Chancen: neue Erfahrungen zu sammeln, Erkenntnisse zu gewinnen, meine Bedürfnisse und meinen Ärger zu artikulieren, Kritik zu ertragen, meine Ängste abzubauen, mich abzugrenzen, mich zu öffnen, ehrlich zu sein. Aber das alles fällt mir sehr schwer, macht mir auch angst und Druck, führt dazu, daß ich meine Betablocker wieder einnehmen muß. Ein echter Übungsplatz.
Meine Probleme haben sich relativiert angesichts der vielen Menschen mit ihren teilweise sehr schlimmen Biographien: mit Krankheiten, unendlichem Leiden, mit Psychosen, Aufenthalten in psychiatrischen Kliniken, mit Verwahrlosung und sexuellem Mißbrauch.
Die Menschen sehen mich immer noch freundlich an, nehmen mich immer noch in den Arm, auch wenn ich ihnen von meinen Problemen, von meiner Sucht erzähle.

Ich habe Rita von meinen Selbstmordphantasien erzählt. Sie hat mir sofort zur Auflage gemacht, auf der nächsten Vollversammlung eine Stellungnahme abzugeben: meine Entscheidung für das Leben. Vorher, meinte sie, würde meine Therapie nicht beginnen.
Meine Selbstmordphantasien. Früher war mir immer wichtig, daß man meine Leiche nicht findet. Ich wollte auf hoher See meine Füße in einer Waschschüssel in Beton eingießen und mich dann über Bord fallen lassen. Oder in einen Vulkan springen. Oder in einem Stahlwerk mich mit glühender Schlacke übergießen lassen. Trotz intensiver Suche würde man nur die ausgeglühten Haustürschlüssel finden.
Später wurden meine Phantasien etwas realistischer. In den letzten Jahren habe ich eine größere Menge Betablocker gehortet: 150 davon mit einer Flasche Metaxa runtergespült und eine warme Badewanne. Und die arme Seele hat Ruh.
Nach meinen Puffbesuchen, meinen Pufforgien, hatte ich oft solche Phantasien. Wenn der Schmerz, das Gefühl der Verzweiflung und der Ausweglosigkeit mich überkamen. Die abgrundtiefe Sehnsucht, der Quälerei ein Ende zu machen. Die erlösende Vorstellung vom Balken in meinem Schlafzimmer: Mein Kopf hängt bewegungslos zur Seite, die Füße berühren nicht mehr den Boden.

150 Betablocker und ich gehe nicht mehr in den Puff, verschleudere nicht mehr mein Geld, und ich nehme endlich anständig ab. Dauerhaft schlank. Der erlösende Notausgang. Wirklich versucht habe ich es jedoch nie.
Vor zwei Jahren, nachdem sich Claudia auf die S-Bahnschienen gelegt hatte, hatte ich geschworen, es nicht zu tun. »Das darfst du niemandem antun!« Sie wohnte in meiner Wohngemeinschaft, im Zimmer nebenan. Claudia: die kleine graue Maus, Postinspektorin mit Haarschwänzchen, Fan von »Abstürzende Brieftauben« und »Einstürzende Neubauten«.
Ein Jahr lang wohnte ich blind und gefühllos neben ihr. Den Kopf auf die Schienen legen – welches Ausmaß an Verzweiflung und an Einsamkeit gehört dazu. Und ich habe es nicht bemerkt. Vielleicht hätte ich sie nur einmal in den Arm nehmen müssen. Nie vorher ging es mir so schlecht, nie vorher war ich so verzweifelt, nie vorher sah ich mein Leben so in Frage gestellt.
Zwischen den S-Bahngleisen liegt morgenroter Schnee.
Manche wollen reisen, nur: manchmal tut es weh.
Claudia: Sie hat immer peinlich darauf geachtet, niemanden zu behelligen, nicht mit ihren Problemen, nicht mit ihrem Tod. Aus Rücksicht hat sie sich nicht in unserer Wohnung umgebracht, sondern hat an einem eiskalten, dunklen Dezembermorgen ihren Kopf auf die Schienen gelegt und auf die erste S-Bahn gewartet. Fürs Büro gekleidet. Nur noch durch den Dienstausweis identifizierbar.
Der S-Bahn-Fahrplan lag aufgeschlagen auf ihrem Schreibtisch und – versteckt – ein kleiner weißer Zettel: »Ich habe einfach keine Lust mehr. Tschüß. Claudia.«
Zwei Tage später bin ich den schneebedeckten Bahndamm mit klopfendem Herzen hochgeklettert, stand auf den Schienen, sah die Stelle, an der sie gelegen hatte. Pfeile mit Ölkreide, dunkle Flecken.
Manchmal lege ich auch den Kopf auf die Schienen: die jungen Fixerinnen, die ich mir schon öfters eingeladen habe. Die Kleine vom Bahnhof mit den kurzen, blonden Haaren. Während ich sie ohne Gummi fickte, sah ich ihre blutigen Venen. Viele kleine Löcher. Sie war weit weg, ich war weit weg.
Blutend lag ich genau ein Jahr nach Claudias Suizid in meiner

Wohnung. Und ich hab' lange gewartet, beinahe zu lange, bis ich meine Ärztin anrief.

Ich bin aufgeregt vor meiner ersten Stellungnahme. Ich bin es gewohnt, vor Leuten zu sprechen, aber ich bin es nicht gewohnt, vor 80 Leuten über meine Suizidphantasien zu sprechen. Ich erkläre, daß ich diesen bequemen Ausweg, diese Hintertür nicht wählen werde. »Ich bin hier in dieser Klinik, weil ich leben will.«
Ich habe vorher mit einigen meiner Mitpatienten – viele hier sind suizidal und haben auch konkrete Versuche hinter sich – über das Thema geredet. Das hat mir sehr geholfen. Die Gemeinschaft hat mir meine »Entscheidung für das Leben« – wenn auch mit Einschränkungen – geglaubt.
Bei meiner Stellungnahme hat mir der Alkoholiker-Werner, ein gestandener Mann, die Hand gehalten. Das tat mir gut. Trotzdem mußte ich hinterher mein Hemd wechseln.

Die Hauptbeschäftigung dieser Woche: eine umfangreiche Bestandsaufnahme. Hatte am Montag und am Dienstag zwei jeweils zweistündige Anamnesegespräche mit meiner Therapeutin. Die waren sehr wichtig und ebenfalls sehr schweißtreibend für mich, ich habe alles auf den Tisch gepackt, was mich belastet. Habe noch nie in meinem Leben einem Menschen so ausführlich und kompakt meine ganze Scheiße erzählt. Habe ihr, einer fremden Frau, von meinen Puffbesuchen, meinem sexuellen Zwangsverhalten erzählt. Es fiel mir sehr schwer, es war eine ungeheure Anstrengung, meine Geheimnisse so radikal zu lüften.

> »Im Aufnahmegespräch ist der Patient bewußtseinsklar, allseits orientiert, frei von inhaltlichen Denk- oder Wahrnehmungsstörungen. Er scheint unter einem sehr großen psychischen Druck zu stehen, hat Schwierigkeiten, Vertrauen aufzubauen und über das für ihn äußerst schambesetzte Thema der Sexualität zu sprechen. Er weicht immer wieder Blickkontakt aus und zieht sich innerlich zurück.«

Der Süchtige schämt sich und weicht Blickkontakt aus. Sexsüchtige zeichnen sich durch sexuelle Hemmungen und Komplexe aus. Ich bin Wolfram, der allseits orientierte Bodenspecht.
Rita verlangt von mir einen erneuten HIV-Test. Das hat mich er-

schreckt. Vielleicht läßt ab dem vierten HIV-Test die Angst allmählich nach. Wenn ich positiv bin, besorge ich mir ein paar tausend Mark, fahre nach Thailand oder auf die Philippinen. Vögele mich besinnungslos. Und beim nächtlichen Bootsausflug im Golf von Siam drücke ich mich an meine kleine Corizon, das süße Schlitzauge, fasse ihr an den Arsch, lasse mich mit ihr über die Reling fallen.

Angsttraum in der Nacht: Es klingelt an meiner Wohnungstür. Ich schaue aus dem Fenster, kann wegen der hohen Büsche niemanden sehen. Klopfe von innen drohend an die Scheibe. Eine Frau läuft schnell davon. Kann sie nicht erkennen. Stürze aus dem Haus, renne ihr nach. Will sie zur Rede stellen, erreiche sie aber nicht. In panischer Angst kehre ich um. Es war eine Falle. Man wollte mich nur aus dem Hause locken. Mein Bruder, mein stellvertretender Chef sind schon da. Dem Haus fehlt das Dach, es ist aufgeklappt. Alles steht unter Wasser, es hat hereingeregnet. Ich gehe allein in den Keller, leuchte in die dunklen Räume. Ungeheure Angst, daß mich von hinten jemand anfällt. Verstört und naßgeschwitzt wache ich auf.

Freiheit von Sexualität in irgendeiner Form

Ich bin jetzt drei Wochen hier, und jeden Abend sage ich zu mir: »Gut, daß du hier bist, mein Bester!«

Langer Waldlauf mit Werner, meine Kondition wird immer besser, ich habe vier Kilo abgenommen.

Heute morgen hat mich Rita gefragt, was ich von einem Mann halte, der zu Prostituierten geht, seine Ehe zerstört und Schulden macht. Ich brauchte nicht lange zu überlegen: »Ein schwaches, verkommenes, willenloses Schwein.« Das Gespräch ging lange um mein Selbstwertgefühl, meine negativen Grundeinstellungen, meine Selbstabwertungen. Rita hat es mir zur Aufgabe gemacht aufzuschreiben, was ich selbst und was andere an mir gut und liebenswert finden. Ich soll Mitpatienten dazu befragen. Eine verdammt schwere Aufgabe. Für sie bin ich der Prototyp eines Sexsüchtigen, und sie verlangt von mir einen »Non-Sex-Vertrag«. Einen Vertrag, den ich mit der Gemeinschaft abschließen muß.

Ich setze mich an meine Maschine und schreibe einen Entwurf, werde ihn am Dienstag in meiner Kerngruppe einbringen. Habe einen ganzen Ordner mit anonymen Non-Verträgen: Non-Suizid-Verträge, Non-Weglauf-Verträge, Non-Sex-Verträge zur Vorlage.

Non-Sex-Vertrag

1. Ich habe die Entscheidung gefällt, daß ich sexsüchtig, d. h. suchtkrank bin, und gehe folgende Verpflichtungen ein:
2. Ich verpflichte mich für die Dauer meiner Therapie hier in G. zur sexuellen Abstinenz, d. h., ich werde weder hier im Hause noch außerhalb irgendwelche sexuellen Kontakte aufnehmen.
3. Wenn ich einen Rückfall hatte, werde ich diesen in der Kerngruppe oder auch im Komitee mitteilen. Ich werde mich damit auseinandersetzen, was ich versäumt habe, und werde mir Rückmeldungen geben lassen.

4. Es ist auch meine Verantwortung, auf den süchtigen Gebrauch von anderen Mitteln (Alkohol, Essen, Nikotin), auf die ich ersatzweise ausweiche, zu verzichten.
5. Wie gerate ich gewöhnlich unter Druck, bzw. was geht einem Rückfall voraus?
Ich suche Sex gegen Bezahlung oder sonstige rein sexuelle Kontakte,
– wenn ich unter Arbeitsdruck bin;
– wenn ich mich allein, einsam und isoliert fühle;
– wenn ich Anspannungen auflösen oder verringern will;
– wenn ich das Bedürfnis nach Zuwendung und Liebe habe;
– wenn ich aggressiv und ärgerlich bin;
– wenn ich Selbstbestätigung brauche.
Hinzu kommt aber, daß ich hier klar die Kontrolle verloren habe, daß sich diese Sucht verselbständigt hat, d. h., es muß inzwischen kein konkreter und akuter Grund mehr vorliegen.
– Ich gehe wider besseres Wissen und im klaren Bewußtsein, daß es mir nicht guttut, auf die Straße. Ja, ich tue es, um mich zu strafen, um mich zu zerstören. Ekel und Haß auf mich selbst sind einige der Folgen.
6. Was kann ich tun, um mit diesem Verhalten aufzuhören und um Rückfälle zu vermeiden?
Entscheidend ist m. E., daß ich versuche, in der Gemeinschaft Beziehungsfähigkeit und emotional befriedigende nichtsexuelle Kontakte zu lernen, meine Selbstisolierung zu durchbrechen und mein negatives Selbstbild zu korrigieren. Ich werde jeweils
– mir genau überlegen, was ich im Moment wirklich brauche;
– mit anderen über meine Situation sprechen;
– mir Nähe und Zuwendung holen;
– mir bewußt etwas Schönes (spazierengehen; Musik hören etc.) gönnen;
– ich werde regelmäßig die Selbsthilfegruppe der Anonymen Sexaholiker (AS) besuchen.

Der Besuch der Selbsthilfegruppe: bis jetzt eine Pflichtaufgabe, der ich nur widerstrebend nachkomme. Aber vielleicht stimmt ja, was sie dort sagen: »Nur gemeinsam und mit Gottes Hilfe sind wir in der Lage, mit unserem Suchtverhalten aufzuhören.«
Am Sonntagabend war ich wieder da. Pfarrer-Paul hat mich abgeholt. Er fährt einmal in der Woche den Klinikbus nach M. zum Meeting.
Wir fahren schweigend: Pfarrer-Paul, Zahnarzt-Manfred, Heinz und ich, die deklarierten Sexsüchtigen der Klinik. Ich sitze vorn neben Paul, schaue ihn nicht an. Bin immer noch wütend auf ihn. Mit ihm habe ich neulich ein langes Gespräch geführt, meine »Leidensgeschichte« erzählt. Doch als ich von meinen Problemen mit der AS-Trockenheitsdefinition berichtete, hat er mich bürokratisch abgefertigt mit dem pharisäerhaften Fanatismus des frisch Bekehrten. »Wenn du noch Bedingungen stellen willst, dann such dir gefälligst eine andere Gruppe«, meinte Paul. Ich kam mir vor wie ein Ertrinkender, den man vor der Aufnahme ins Rettungsboot zwingt, eine Kapitulationsurkunde zu unterschreiben.
Ich schaue aus dem Fenster. Osterfeuer brennen auf den Wiesen. Ich ahne die Alpengipfel in der Ferne.
Was sage ich gleich in der Vorstellungsrunde? Wie lange bin ich trocken? Unangenehme Erinnerungen an meine Beichtvorbereitungen. Gewissenserforschung: Welche Sünden habe ich begangen? War mein Onanieren vorgestern auch ein Rückfall? Nach AS-Definition: Ja. Nach meiner Definition: Nein!
Wir rücken die Sessel zurecht, sitzen im Kreise. R. zündet eine Kerze an.
Sie leitet das Meeting. Sie begrüßt uns mit festgelegten Sätzen. Die Sitzung hat immer die gleiche, ritualisierte Form: Die AS-Präambel und der Text »Was ist ein Sexsüchtiger, und was bedeutet sexuelle Nüchternheit?« werden vorgelesen. Dann sagt R. wie immer: »Laßt uns eine Minute Zeit nehmen, damit sich jeder vorstellen kann mit dem Vornamen, mit seiner Sucht und mit der Dauer seiner sexuellen Nüchternheit.« »Ich bin Wolfram, sexsüchtig, seit drei Wochen trocken.« Ich fühl' mich nicht gut dabei: Belüge ich mich selbst und die anderen Teilnehmer? Dann kommt die Lesung aus dem Zwölf-Schritte-Programm. R. liest: »Wir hatten versucht, unsere Schwierigkeiten mit unserem eigenen Willen zu beseitigen,

statt zu versuchen, ihn in Einklang mit Gottes Absicht für uns zu bringen.« Was ist Gottes Absicht mit mir?

Jetzt kommt das, was mir guttut: die Gesprächsrunde. Ich erzähle von mir. Oft wünsche ich mir eine Reaktion der anderen. Doch jeder spricht für sich. Es gibt keine Diskussion. Dann stille Meditation und Gebet. Wir stellen uns im Kreis auf, fassen uns an den Händen und beten das Vaterunser. R. hat mich aufgefordert vorzubeten. Ich bleibe stecken, kenne nur die alte, katholische Fassung. H. muß mir weiterhelfen. Eine Sammelbüchse geht rum, jeder spendet eine Mark.

In einer Gruppe von Betroffenen zu sein, über meine sexuellen Probleme reden zu können, der spirituelle Charakter: All das tut mir gut. Doch mit den inhaltlichen Grundsätzen kämpfe ich nach wie vor. Will ich überhaupt »sexuell trocken« sein? Und schon bei der Verlesung des Textes: »Was ist ein Sexsüchtiger, und was bedeutet sexuelle Nüchternheit?« am Anfang des Meetings beschleicht mich ein ungutes Gefühl:

> »...Er/sie ist süchtig geworden, ganz wie der Alkoholiker, der keinen Alkohol mehr in seinem Organismus vertragen kann und ganz mit dem Trinken aufhören muß.«

Kann man Alkoholismus und Sexsucht einfach gleichsetzen? Ich muß mit meiner Puffsexualität aufhören. Aber hier soll ich »ganz aufhören« mit der Sexualität:

> »So wird für den Sexsüchtigen jede Form von sexueller Handlung, sei es mit sich selber oder mit einem anderen Partner, außer dem Ehepartner, fortschreitend zur Sucht und wirkt zerstörerisch.«

Und folgerichtig wird Trockenheit definiert:

> »Für den unverheirateten Sexsüchtigen bedeutet sexuelle Trockenheit Freiheit von Sexualität in irgendeiner Form.«

Wobei schon jeder »lüsterne Gedanke« ein Rückfall ist. Ein »AS-Freund« empfahl als Maßstab für sexuelle Trockenheit bei jeder Handlung, bei jedem Gedanken: »Was würden meine AS-Freunde dazu sagen?« Jesus ist mitten unter uns. »Der liebe Gott doch alles sieht, auch wenn's in dunkler Nacht geschieht.« Der Impotenteste wird Ehrenvorsitzender. Freiheit von Sexualität: Selbst durch Kastration haben das die mittelalterlichen Mönche nicht erreicht. Auch ohne Eier hatten sie noch schlechte Gedanken. Sündigen wollen und nicht können, das ist furchtbar. Freiheit von Sexualität: Schönen Gruß von Clemente, meinem jesuitischen Aufklärer. Die Verheirateten dürfen's mit ihrem Ehepartner treiben, in der Ehe gibt's keine Lüsternheit, da ist es generell eine gottgefällige Pflicht. Falls es doch mal zum Vergnügen wird, muß ich mich fragen: »Was würden meine AS-Freunde dazu sagen?« Als Unverheirateter darf ich nur noch meditieren und im Zwölf-Schritte-Programm arbeiten?

Und wenn H. mit schlechtem Gewissen und stockender Stimme von seiner nächtlichen Pollution erzählt, wenn die allein lebende R. von ihrem Rückfall berichtet – nach drei Monaten hat sie das erste Mal wieder masturbiert –, wenn P. sich fragt, ob er noch trocken sei, weil er sich neulich nachts mit Lust an den Schwanz gefaßt hat, dann fühle ich mich in meine katholischen Antionanierexerzitien zurückversetzt, die ich mit 14 machen mußte. Dann habe ich das verdammte Gefühl, in der falschen Gruppe, bei den Anonymen Sexualneurotikern zu sein, nicht in einer Selbsthilfegruppe, die mir hilft, von meinem zerstörerischen Puffsex weg- und zu einem Liebes- und Beziehungssex hinzukommen. Sexuelle Trockenheit – vielleicht habe ich es nur noch nicht verstanden. Ich brauche Hilfe, aber ist das mein Weg?

Schweigend fahren wir zurück in die Klinik.

»So was von undankbar!«

Innere-Intensiv:
Sie haben den Springbrunnen endlich gefunden. (Ein Dünndarmdivertikel, in dem ein Geschwür in versprengter Magenschleimhaut ein größeres Blutgefäß zersetzt hat.) Dazu war eine sehr unangenehme und lange dauernde Röntgenaufnahme meines Dünndarms erforderlich. Gerade war der Oberarzt da und hat mich über die Operationsrisiken aufgeklärt: Wundheilungsstörungen, Infektionen, Verwachsungen, Platzbauch, undichte Darmnaht und ähnliches. Morgen um 10 Uhr komme ich unters Messer. Mittelbauchschnitt.
Schwester Barbara sagt zu mir: »Vorher werden wir Sie noch ein bißchen aufpäppeln.« Ich bekomme Combifusion, Eiweiß und Blut.

Aufgepäppelt hat mich Mutti auch. Ihre Liebe bestand darin, daß sie mir immer noch eine Kelle von der Nudelsuppe aufdrängte, mich zwang, noch eine zweite Scheibe Brot zu essen. Noch heute überlegt sie, was sie mir mitgeben kann: ein Glas Sauerkirschen oder sechs frische Eier. Früher bekam ich immer ein Stück Kuchen, wenn ich ruhig auf sie zu Hause gewartet hatte, während sie im Konsum arbeitete. Kuchenstückchen, Unterwäsche, fünfzig Mark. »Alles tut man für dich!« Ich bin sicher: Sie weiß gar nicht, daß es auch andere Formen der Zuwendung gibt. Liebe heißt Versorgung. Wenn sie mich heute in ihrer Alterseinsamkeit und Demenz plötzlich in den Arm nimmt, erstarre ich zur Salzsäule. Zu spät, Mutti.
Und für die Versorgung hatte ich zu zahlen. Nicht mal der Tod ist umsonst, sagte mein Vater. Mit Unauffälligkeit, Bravsein, Ruhe und Ordnung hatte ich zu zahlen. Aber sie waren beide nie zufrieden. Immer war ich so undankbar. »So was von Undankbarkeit!« rief sie, wenn sie mit dem großen Kochlöffel oder dem etwas kleineren Teigrührlöffel in der Hand hinter mir herlief und auf mich einschlug. Und sie war eine große, kräftige Frau. Über einhun-

dert Kilo wog sie in ihrer besten Zeit. »'ne ganz schöne Maschine!« sagte Papa.

Eigentlich war ich immer ein braves, ein stilles Kind. Warum hat sie mich eigentlich so oft geprügelt? Ich weiß es nicht. – Aber ich werde es schon verdient haben.

»So was von undankbar!« Ihre Stimme gellt mir noch im Ohr. Alles tut man für dich und dann kein bißchen Dankbarkeit. Wenn du mir schon einmal eine kleine Freude gemacht hättest, aber leider nie. Ich geb' das Letzte her für meine Kinder, aber ein bißchen Freude müssen sie einem auch bereiten.

Dabei hat sie schon bei meiner Geburt das Letzte hergegeben: Gebärmutterriß. Beinahe wäre sie verblutet. Sie brauchte direkte Bluttransfusionen; junge Medizinstudenten saßen an ihrem Kreißsaalbett, spendeten Blut. Von einem Spender, einem netten, blonden, hat sie oft noch erzählt und ein bißchen geschwärmt.

Jetzt trag' ich meine Blutschuld ab. Blute aus dem Überrest der Nabelschnur. So was von Dankbarkeit!

Dankzahlung

Na, bitte, Mutti,
– beátae Maríae semper Vírgini –
Jetzt habe ich dir aber
eine kleine Freude gemacht.
Ins Bett gemacht und weggemacht.
Das ist mein Nabel-Blut,
das für dich vergossen wird.
Warte, warte nur ein Weilchen.
Mit dem kleinen Hackebeilchen.
Du hast noch nicht
die Gummischürze um.
Dankzahlung habe ich geleistet
mit fast drei Litern.
Das ist der Kelch.
Blutschuld, Buße und Ventil,
Mea culpa, mea culpa, mea maxima culpa

– Dank-Dank-Dank-Dank-Dank – Dankbarkeit.
Es ist billig und heilsam
dir immer und überall
dankzusagen.
Sagen wir:
zwei Liter für euch:
Herr Ober,
für'n Josef 'nen halben Liter,
anderthalb für dich, Maria.
Und all die anderen
teilen sich den Rest
vom Schlachtefest.

Amen.

Seelenbunker

Das alte Krankenhaus hat dicke Wände. Die Intensivstation: meine Höhle, mein Schutzbunker. Ein Gefühl von Sicherheit und Geborgenheit kommt in mir auf. My hospital is my castle, wie der Engländer sagt. Ich fühle mich hier rundum wohl. Schwestern und Pfleger sind immer anwesend. Regelmäßig schaut irgendein Arzt nach mir. Das Licht brennt dauernd. Ich bekomme Besuch, Aufmerksamkeit und Betreuung. Ich kriege nicht mit, wie draußen das Wetter ist. Meine Arbeit, mein Alltag, alles ist weit weg. Legitimiertes Nichtstun. Meine Probleme sind unwichtig geworden.

Pfleger Helmut hat mich heute auf den Gang, in den Fahrstuhl geschoben und in die Röntgenabteilung gebracht. Ich lag im Bett, wurde gefahren, fühlte mich sicher und wohl, eine ganz tiefe kindliche Freude kam in mir auf, endlich ein Gefühl von Glück. Man kümmert sich um mich, nimmt mich ernst, ich brauche nichts zu leisten. Ich liege auf der Intensivstation und habe das Gefühl, mir geht es gut. Gut wie noch nie in meinem Leben. Sogar nachts werde ich betreut und bewacht. Die Intensivstation als meine Arche Noah, mein Panzerboot.

Über viele Jahre meines Lebens war es meine liebste Phantasie: die Vorstellung, in Bunkern, Burgen, Gräben, Verstecken und Höhlen zu sitzen. Hinter Dämmen, Wehren, Wällen, Mauern, Zäunen, Schilden, Wänden, Felsen, in Schützengräben, in Bombenkratern zu liegen. »Ich war richtig verliebt in meine Höhle«, sagte Jürgen Bartsch.

Höhlen und Mauern, Splittergräben: Seelenbunker,
Burgen und Höhlen: schützende Hände, sichernde Wände,
Dämme und Wehre, Mauern und Zäune:
Schutzräume, Panzerträume.

Mein liebster Einschlaftraum: In einem unbesiegbaren, mit Vorräten beladenen Panzer, in einem unsinkbaren Boot zu sitzen.

Mein Traum von einer Tarnkappe: Als unsichtbarer und unverwundbarer Robin Hood würde ich selbstlos für mehr Gerechtigkeit in dieser Welt kämpfen, menschenverachtende Diktatoren, blutige Ausbeuter und Kriegstreiber erschießen.
Ich sitze in einer uneinnehmbaren Festung, das Gelände wird ringsum von elektronischen Kameras überwacht, aufwendige Warn- und Meldeanlagen machen ein unbemerktes Eindringen unmöglich, wirkungsvolle Fallen fangen jeden ungebetenen Gast ab.
Ich bin ein mächtiger Heerführer. Aber mein Ehrgeiz ist es nicht, blutige Schlachten schlagen zu lassen. Sondern ich sitze in meinem Lager, ich verwende all meine Energie darauf, mein Lager sichern zu lassen. Posten schwärmen aus, Doppelposten natürlich, sie werden ständig kontrolliert, weit draußen stehen die Vorposten. Meldegänger halten die Verbindung aufrecht. Jeder Vorfall wird sofort berichtet. Mobile Truppen können jederzeit eingreifen. Meine Leibgarde umgibt mich mit einem Sicherheitskordon. Ich habe die Gewißheit, jeder Angriff auf das Lager ist zum Scheitern verurteilt. Ich sitze in meinem Zelt und koordiniere die Überwachung.
Ich liege in einem stark befestigten Stellungssystem. Der ganze Berg hinter mir ist ein ausgebauter Verteidigungswall: mit Waffen, Unterständen, Bunkern, Truppen. Vor mir gut einsehbar die Ebene, durch die der Feind kommen muß. Kanonenrohre über mir, Raketenwerferbatterien nebenan. Nachtsichtgeräte, Warnanlagen, Telefone. Ich entdecke den Feind in der Ferne und gebe Alarm. Hinter mir wird unhörbar der Berg lebendig. Tausende gehen an ihre Plätze, schalten ihre Geräte ein, Gefechtsbereitschaft. Die Kommandeure rücken an meine Seite, wir besprechen die Lage.

Ein großer Stoß Altpapier liegt ordentlich aufgeschichtet in meinem Zimmer. Dieser Haufen fasziniert mich, er regt meine Phantasie an, er beschäftigt mich den ganzen Tag. Ich stelle mir..., nein, ich habe eine höchst interessante Aufgabe: die systematische Abtragung dieses Haufens. Ich mache einen Plan (Pläne mache ich gerne): Ich werde jeden Tag, wenn ich die Wohnung verlasse, einen gut tragbaren, nicht zu auffälligen Packen mitneh-

men und gleichmäßig auf die vier Abfallkörbe zwischen meiner Wohnung und der U-Bahnstation Wittenbergplatz verteilen. Vorher müssen selbstverständlich eventuelle Namen und Adressen sorgfältig abgetrennt oder dauerhaft unkenntlich gemacht werden, um eine Identifizierung zu vermeiden.
Ich nehme ein Blatt, zerreiße es säuberlich in kleine Stücke und spüle es im Klosett herunter. Auch das wäre ein Weg. Geringe Mengen mische ich unauffällig zwischen den Hausmüll. Ich freue mich über die vielfältigen Lösungen. Ich freue mich, daß der Stoß langsam, aber stetig kleiner wird. Ich arbeite tagelang daran, rechne aus, wie lange ich noch brauchen werde. Jeder Abtrag schafft mir eine gewisse Befriedigung. Ein meßbarer Fortschritt. Ich arbeite immer noch daran. Radikale Lösungen sind mir zutiefst zuwider.
Ich zeichne ein Auto, eine Rakete, eine Brücke. Die erste Fassung ist primitiv, roh, instabil, technisch unausgereift, aerodynamisch sehr ungünstig. Ich zeichne eine zweite, dritte, vierte und fünfte Version. Von Mal zu Mal wird das Modell technisch perfekter, windschnittiger, belastbarer und leistungsstärker. Fortschritt durch dauernde Wiederholung.
Eigentlich möchte ich nichts Neues erleben, vor allem Neuen fühle ich mich höchst unbehaglich. Neues kann schlimmer als das Alte sein. Neues macht mir angst. Ich möchte mein Leben wiederholen, um alles besser zu machen. Ab der neunten Klasse, ab dem Studium, ab meiner Heirat? Ich bin mir noch nicht sicher. Wiederholung mit meinem Wissen und meiner Erfahrung von heute. Nur das gibt ein bißchen Sicherheit.
Ich strebe die permanente Verbesserung an, die Vollständigkeit als nie erreichbares Ziel. Überholung, Ausbesserung, Einfügung, Ersetzung, Einreihung, Ausbau, Reparatur, Erweiterung, Wartung – das ist mein Feld. Entdecker sind mir fremd; Lagerverwalter im Basislager wäre die richtige Aufgabe für mich.
Mich faszinieren unvollständige Gesamtausgaben, die Lücke ist das Interessante.
Die Wiederholung ist mein Traum, mein Ideal. Süssifusch. Mein Bericht ist keine kreative Aufgabe, sondern eine langwierige Verbesserungsaufgabe. Ich überlege mir einige Punkte, schreibe sie auf. Ergänze, verbessere sie. Lasse die Seiten binden. Minde-

stens fünf Fassungen habe ich schon im Regal stehen. Fertig wird mein Buch nie.
Nur sauber getippt muß es sein, die Seiten müssen durchnumeriert werden, Ergänzungen und Kommentare, Anmerkungen und Dokumente werden mit Kleister und Schere eingefügt oder sauber mit schwarzer Tinte an den Rand geschrieben. Ich füge Fotos und Zeichnungen ein. Kopiere alles auf DIN-A5 und lasse es mir von einem Buchbinder in schwarzes Leinen ohne jede Beschriftung einbinden. Mein blindes Schwarzbuch. Mein Angst-Bann-Buch.
»Das neurotische Leiden ist immer von einem Symptom, nämlich der Angst, beherrscht, um das herum die restliche Symptomatologie strukturiert ist.«
Ich bin ein zutiefst ängstlicher Mann: Angst vorm dunklen Keller, Angst vor leeren Hallen, Angst vorm Verlassenwerden, Angst, entlarvt zu werden, Angst zu versagen, Angst vor anderen Menschen, Angst vor dem Klingeln des Telefons, Angst vor meinen Kollegen, Angst vor starken Frauen, Angst vor Veränderung, Angst vor dem Leben. Nur im Bau fühlt sich der Hase halbwegs sicher.
Am liebsten bleibe ich vor den Schaufenstern von Schlüsseldiensten und Türläden stehen: Mich faszinieren die Alarm- und Sicherungsanlagen, die schweren Stahlriegel, die über die ganze Türbreite gehen, die Sicherheitsbeschläge, die Sicherheitsschlösser, die Alarmanlagen.

Neurotikeridylle I

Umzäuntes Land.
Haus im Wind,
Regen am Dach,
schützende Wand.
Muskelschmerzen, Schlaf aus Erschöpfung.
Wettersorgen, Wohlbefinden.
Ich baue am Stall
und pfeife dem Hund.
Haus im Wind,
gesichertes Land.

Simon in Heinrich Waggerls »Brot« war viele Jahre lang eine meiner Lieblingsgestalten. Eben heißt die Einöde, der Simon – enttäuscht von der Welt – in schwerster Arbeit ein neues Leben abtrotzt. Viele Eben-Geschichten habe ich mir ausgedacht. Doch meine Einödidyllen sind immer von einem hohen Zaun umgeben. Die erste und wichtigste Arbeit, die mein Simon erledigt: einen hohen, unüberwindlichen Stacheldrahtzaun zu ziehen.

»Wie ausgeknipst«

Meine Therapeutin Rita hat nach den ersten vier Wochen in einem Gutachten über mich geschrieben:

> »Der Patient litt unter depressiven Zuständen, er fühlte sich wertlos, als Versager, hatte Angst vor Konflikten, vor Kritik und Beziehungen. In der letzten Zeit häuften sich Suizidgedanken und Verfolgungsträume.«

Sie verfolgen mich hier auch, Mutti und Papa. Sie verfolgen mich, bis mir schwindlig wird.
Neulich hab' ich sie beide – zu meinem Entsetzen und mit klammheimlicher Freude – erschossen. Mit grobem Schrot, großflächig habe ich ihnen das Fleisch von den Knochen gefetzt.
Heute nacht hatte ich schon wieder einen solchen Alptraum: ein großer Saal. Durch die hohen Fenster versucht ein gefährlicher Riesenvogel einzudringen. Plötzlich erkenne ich die fliegende Bestie: Es sind meine Eltern, auf einem Brett, einer Tür liegend. Voll Angst und Entsetzen schließe ich schnell das Fenster. Doch sie fliegen zum nächsten offenen Fenster und versuchen dort einzudringen. Ich renne in Panik hin. Aber es ist ein vergeblicher Kampf, immer steht irgendwo ein Fenster offen. Ich suche Schutz bei den Menschen im Saal. Es sind meine Mitpatienten, ich kenne sie alle. Doch wenn ich ihnen näher komme, entpuppen sie sich als furchtbare Monster mit langen Krallen. Ich bin allein, es gibt keine Hilfe.
»Und bürst dir mal den Mantel ab!« – Laß mich in Ruhe, du alte Schabracke! »Was deine Mutter an Tränen wegen dir vergießt!« – Laß mich in Ruhe, du alter Leisetreter. »Und dann kein bißchen Dankbarkeit!«

In der Kerngruppensitzung heute hat Anne, die junge Frau mit dem unendlich traurigen Gesicht, »gearbeitet«.
Sie hat von ihrer Familie erzählt. Von der totalen Unberechenbarkeit ihres alkoholkranken Vaters, vom sexuellen Mißbrauch, dem Gefühl absoluter Verlassenheit bei einer Mutter, die nichts gese-

hen und gehört und ebenfalls gesoffen hat. Anne lag auf der Matte und hat ihre ganze Geschichte »ausgekotzt«. Das alles hat mich furchtbar getroffen. Mir war schlecht, es war, als hätte mir jemand mit einem Hammer auf den Kopf gehauen. Mir war – obwohl meine Eltern keine Alkoholiker waren –, als würde ich ganz viel wiedererkennen. Diese Gefühle totaler Verlassenheit und Hilflosigkeit, dieses krankmachende Unter-den-Teppich-Kehren war mir so elend gut vertraut. (Wenn hier Frauen von sexuellem Mißbrauch erzählen, macht mich das immer völlig krank.)
Anschließend wollte Rita, daß ich meine Hausaufgabe vorlese. Ich wußte nicht, was sie meinte. Habe die Aufgabe, aufzuschreiben, was andere an mir liebenswert finden, doch glatt vergessen.
Ich mußte deshalb in der Sitzung eine Übung machen: Ich sitze in der Mitte, rechts und links von mir zwei (lesbische) Frauen, Rea und Barbara. Die beiden haben die Aufgabe, mir ehrlich zu sagen, was ihnen an mir gefällt. Ich soll es mir schweigend und aufmerksam anhören. Mir wurde schon vorher warm.
Sie sagten: Mir gefallen deine Hände, die Haare an deinen Armen, du hast eine sehr angenehme, warme, männliche Stimme, ich finde deinen Humor und deine leichte Ironie sehr schön, du strahlst Ruhe und Vertrauen aus, du bist ein intelligenter Mann, du kannst sehr gut zuhören, du hast Charme, du kleidest dich sehr ansprechend. Zehn Minuten lang ging das so weiter, das meiste habe ich vergessen. Zuerst habe ich innerlich abgewehrt, ihre Aussagen als lächerlich und einseitig verworfen, Rea und Barbara in ihrer Wahrnehmungsfähigkeit abgewertet. »Die beiden Lesben gucken doch gar nicht richtig hin bei einem Mann.« Die Abwehrarbeit fiel mir immer schwerer, es war stille Schwerstarbeit. Ich fühlte mich immer unbehaglicher. Zwischendurch hatte ich plötzlich das Gefühl, die beiden meinen das wirklich ehrlich. Es war unerträglich. Ich hatte nur noch einen Wunsch: aufhören, raus aus dem Pranger. Nach acht Minuten lag ich heulend auf dem Teppich und hielt mir die Ohren zu.
Noch kann ich solche unbedingte Zuwendung und Freundlichkeit ohne Gegenleistung, ohne Dankbarkeit, ohne Blutverlust einfach nicht ertragen. Positive Reaktionen vergesse ich schlicht. Irgendwo tief in meinem Inneren »weiß« ich: Ein Mensch, der mich mag, ist entweder blind oder blöde.

Aber in sehr kräftigen Ansätzen mache ich hier auch neue Erfahrungen: Verständnis, Anteilnahme, Zuwendung einfach anzunehmen. Ohne Gegenleistung. Ich habe in den letzten vier Wochen mehr Menschen in den Arm genommen, länger geschmust und Zärtlichkeiten ausgetauscht als je zuvor. Es tut mir so gut, ich halte es kaum aus. Zum Beispiel: Der Spaziergang mit Anita, einer sehr hübschen, attraktiven und warmherzigen Frau mit einer angenehmen Altstimme. Sie hat heute Geburtstag und wünscht sich von mir diesen kleinen Ausflug. Händchenhaltend schlendern wir durch die idyllische Landschaft. Sitzen auf einer Bank mit Alpenblick. Ich lehne mich an sie, sie streichelt mich. Kein Verführungsplan, keine Sexphantasien, kein Leistungsdruck und keine Aufregung, kein Gedanke an Gegenleistungen. Ich sitze einfach genießend da und freu mich. Eine neue Erfahrung und eine große Erleichterung. Ich kann mit einer Frau spazierengehen, ohne zwanghaft ans Vögeln zu denken, ohne bitter enttäuscht zu sein, wenn wir nicht im Bett landen. Ich erweitere meine Beziehungsmöglichkeiten.
Und: Ich bin seit vier Wochen hier, und mein Freß- und Sexdruck sind weg. Wie ausgeknipst. Hatte nicht einmal Puffphantasien. Vielleicht hat mir Rita heimlich ein libidodämpfendes Mittel in den Hagebuttentee getan.
Nein, ich bekomme hier Dinge, die ich im Alltag nicht bekomme oder die ich nicht zulasse: liebevolle Zuwendung und Körperkontakt. Für mich bestimmt die bleibende Erfahrung der ganzen Therapie: Das Bedürfnis, mich vollzufressen, den Kühlschrank leer zu machen, in den Puff zu gehen und mich dort bedienen zu lassen, sind weg, weil ich hier etwas Besseres bekomme: kein Fast-Food, kein Fast-Sex. Soziale Vollwertkost statt Konserven.

Ab sofort werde ich…

Ein schöner Tag geht zu Ende. Frühsport, Kerngruppe ohne Rita, die auf einer Fortbildung ist, mit Kontaktübungen und gegenseitiger Nackenmassage im Kreis sitzend. Ich lehne mich zurück, mein Kopf im Schoß von Roland, Ute legt ihren Kopf in meinen Schoß. So liegen wir minutenlang. – Heut nacht hat es geschneit. Jetzt scheint die Sonne durch die Fenster. Ich spüre sie sehr intensiv auf meiner Haut. Ich spüre die anderen Menschen. Ich taue auf.
Anschließend ein Spaziergang mit Sonja, einer schönen, eleganten und klugen Frau, einer Münchener Künstlerin. Händchenhalten, Alpenblick, Sahnetörtchen im Kurcafé und Schmusen im sonnigen Nadelwald. (Ganz asexuell war's nicht.) Chemiker-Suchtgruppe: Ich hab' die Alkoholiker zum Glück davon überzeugt, daß ich keiner bin. Kontrollverlust, Dosissteigerung, Katerstimmung kenne ich von meiner Sexsucht, nicht ansatzweise vom Alkohol.
Am Nachmittag im Komitee, der Vollversammlung aller Patienten, meinen Gemeinschaftsvertrag vorgestellt. Jeder hier muß nach circa vier Wochen einen Gemeinschaftsvertrag einbringen, in dem die Süchte und sozial destruktiven, kranken und künftigen Verhaltensweisen aufgeführt sind. Die überaus kritische Gemeinschaft erklärt dann, ob sie den Patienten in dieser Beschreibung wiedererkennt, ob sie seine konstruktiven Vorschläge für realistisch und angemessen hält. Stimmt die Mehrheit zu, ist man offiziell in die Gemeinschaft aufgenommen und auf der Grundlage des Vertrages auch »konfrontierbar«. Für viele eine gefürchtete Hürde.
Mit allen Patienten, die noch keinen Gemeinschaftsvertrag haben, muß ich in den Innenkreis. Roberts Gemeinschaftsvertrag wird abgelehnt. Das macht mich nicht ruhiger. Ich stehe auf und lese mit leicht zitternden Händen meinen Entwurf vor.

> »Gemeinschaftsvertrag: Ich bin Wolfram, sex- und eßsüchtig.
> Es fällt mir schwer, meine Gefühle zu zeigen, vor allem mein Bedürfnis nach Zuwendung und meinen Ärger. Ich verhalte

mich oft angepaßt und passiv und isoliere mich von der Gemeinschaft, weil ich Konflikte und Ablehnung vermeiden möchte. –

Ab sofort werde ich meinen Ärger und meine Bedürfnisse klar zeigen und mich auch möglichen Konflikten stellen. Außerdem werde ich mich nicht mehr in meinem Zimmer – an meinem Computer – isolieren und mich durch Rückmeldungen und Stellungnahmen stärker in die Gemeinschaft einbringen.«

Gespannt und etwas ängstlich warte ich auf die Reaktionen. Heinz steht auf: »Ich bin Heinz, Alkoholiker, tablettenabhängig, freßkotzsüchtig... äh, mehrfachsüchtig. Wolfram, ich erkenne dich in diesem Gemeinschaftsvertrag wieder und kann dich damit konfrontieren.« Fast alle schließen sich ihm an, ich bin in die Gemeinschaft aufgenommen und erleichtert. Ich muß meinen Vertrag bei der Protokollantin abgeben.

Zwischen Komitee und Abendessen gehe ich mit Karin spazieren, einer kleinen, magersüchtigen Berliner Sonderschullehrerin, einer sehr witzigen Frau, die schön berlinert, was mir gut gefällt, mit großen erschrockenen, aber auch sehr lebendigen Augen und einem sehr hübschen Gesicht. Sie hat mir viel von sich erzählt: ihrer Magersucht, einem jahrelangen sexuellen Mißbrauch, ihren Problemen mit Männern. Fühle mich rundum – als Mann und als väterlicher Freund – sehr angesprochen. Nach dem Abendessen kam sie zu mir, wir lagen auf meinem Bett und haben sehr vorsichtig miteinander geschmust. Ich spürte ihren zierlichen, fast kindlichen Körper. Ich habe mich ein bißchen, nein, eindeutig in sie verliebt. Wir sind zusammen zum Friedenstanz gegangen. Der Kreistanz, das Wiegen, das herzliche Abschiednehmen. Und ich mit offenem Herzen. Sonja spielte wunderbar Schubert am Flügel, und dann kam mein Auftritt: Ich habe sehr professionell zwei Gedichte rezitiert. Barbara hat mich auf dem Klavier begleitet. Es war ein großer Erfolg. Später saß ich neben Karin, meinem Fröschlein. Frank, ein sehr netter, neunzehnjähriger Junge, hat sich in meinen Schoß gelegt, und ich fand das sehr schön und angenehm. Ich genoß die Menschen und das Kulturprogramm. Ich habe hier meine ausgeprägte Männerphobie sehr schnell überwunden und genieße es jetzt, einen Mann in den Arm zu nehmen. Es

hat einen ganz eigenen Reiz, einen Mann, einen kräftigen Männerkörper zu spüren, einen Mann anzufassen, von einem Mann angefaßt zu werden. Manchmal ist es etwas grob, manchmal etwas albern: Wir sind alle unsicher. Eine ganz neue Erfahrung für mich. Raus aus der 50%-Isolation.
Ich küsse zärtlich mein Fröschlein, gehe in mein Zimmer und liege sehr zufrieden in meinem Bett.
Ja, mir geht es gut. Gestern langer Waldlauf mit Werner, dem Marathonmann. Ich habe bereits sechs Kilo abgenommen, und meine Kondition wird immer besser. Die Körperarbeit tut mir gut, der Frühsport, die Saunabesuche, die Körperkontakte, Karin tut mir gut, die Männer in meinem Arm tun mir gut, vierundzwanzig Stunden am Tag tue ich mir etwas Gutes. Der Druck ist weg, meine Angst vor den Menschen ist kleiner, vieles ist mir deutlicher geworden. Vierzig Jahre lang hat man mich, habe ich mich lieblos behandelt. Damit ist es jetzt vorbei.

Familientiefkühlkost

Samstag, 11.30 Uhr:
Mit der Lieblosigkeit ist es jetzt vorbei – deshalb hocke ich Klausner jetzt allein in meinem kühlen Zimmer. Heut morgen hat mir Karin mein Frühstück gebracht. Wir haben verbotenerweise ein bißchen geredet. Mein Rückfall irritiert sie nicht sehr stark. Mit den »Sünden« der anderen gehen wir hier alle sehr verständnisvoll um.
– Ja, mit Sonja war es Sex ohne Liebe. Beziehungslos. Zuerst mit viel vorsichtiger Zärtlichkeit, doch als wir miteinander vögelten, ging ich deutlich auf Distanz. Nur selten passiert es dem Sexsüchtigen, daß er mit Sex Nähe nicht vermeidet. – Bin ich wirklich sexsüchtig? Ich stelle mich hier zwar so vor, aber ich glaube es immer noch nicht. Ich will es nicht wahrhaben. Ich sitze am Schreibtisch. Verdammt, meine Stellungnahme. Ich fühl' mich unter Druck. Hänge die Bilder auf, die mir meine Kinder geschickt haben. Von Hanna ein Karnevalsbild: Hanna als Höhlenfrau, Max als Teufel. Und von Max eine afrikanische Tänzerin. Ich freue mich. Habe Sehnsucht nach meinen Kindern. Schaue aus dem Fenster. Draußen gehen Manfred und Agnes Hand in Hand vorbei. Eine abgrundtiefe, diffuse Sehnsucht überkommt mich. Ich lege meine heiße Stirn an die kalte Scheibe. Außen warm und innen tiefgefroren. Schockgefrostet. Ich komme aus einer hygienisch einwandfreien Tiefkühlfamilie. Ich bin ein Kühlschrankkind, erfroren und verwachsen im Familiengefrierfach. Für Rita bin ich das Musterbeispiel eines Sexsüchtigen. Für sie liegt es auf der Hand, daß in dem lieblosen, katholischen Mief meiner Kindheit ohne Zärtlichkeit, ohne Körperkontakt die Wurzeln meiner Sucht liegen. »Sexsucht ist eine Familienkrankheit«, sagt sie.
Ich nehme wieder mein Mutti-Papa-Meckel-Hochdruck-Buch zur Hand. Vor einem Jahr, als ich im Krankenhaus lag, habe ich mir zu meiner Frostfamilie, zu meiner Tiefkühlkindheit viel aufgeschrieben. Das heißt, das meiste habe ich auf ein Diktaphon gesprochen. Das Schreiben fiel mir schwer.

Es war mein fünfter Buchversuch. Seit Jahren schreibe ich dasselbe. Ich schreibe es um, ich erweitere es, ich lasse es mit festem Deckel binden, ich stelle es ins Regal, aber ich schreibe immer weiter an demselben Buch. Ich muß weiterschreiben. Ein Lebenswerk. Ordentlich durchnumeriert. Ich schlage es auf, mein Mekkelbuch, meine Neurotikernotizen: schwarzer Pappdeckel, gelbes Vorsatzpapier, Spiralheftung. Anmerkungen, Erweiterungen am Rand mit schwarzem Filzstift, Neurotikerskizzen.
Ich lese mein Familien-Ringbuch, zum tausendsten Male. Ich werd' es, ich muß es noch tausendmal lesen. Ich klapp' den schwarzen Deckel auf. Mutti kommt schlecht weg. Ich solle schauen, was ich alles Gute von ihr bekommen hab', meint Rita. (Sie war am letzten Wochenende auf einer Fortbildung.)

Sie haben die Pflicht

Innere – Intensiv:
Ich wache auf: Ich weiß nicht, wie spät es ist. Professor R. steht mit Gefolge vor meinem Bett. Er ist groß und kräftig, gutaussehend, laut und dynamisch, kompetent und jovial: ein Professor, zu dem man einfach Vertrauen haben muß. Solche Männer beeindrucken mich zutiefst. Den letzten blutenden Meckel hatte er vor zwölf Jahren. Es war der Betriebsschlosser des Krankenhauses. Es gibt eine Komplikation: Laut Röntgenaufnahme ist eine Dünndarmteilresektion erforderlich. »Harmlos«, sagt Professor R. Er reicht mir seine große, rosige Hand. »Sie haben die Pflicht, sich keine Sorgen zu machen!«
Ich habe die Pflicht, mir keine Sorgen zu machen. Immer soll ich Pflichten erfüllen: Die Pflicht ein braver, dankbarer Sohn, die Pflicht ein guter Katholik zu sein, die Pflicht, meine schmutzigen Taten zu bereuen, die Pflicht ein guter Liebhaber, Ehemann, Vater, Angestellter zu sein.
Meine ganze Ehe war eine Pflichtveranstaltung. Selbst im Eiskunstlauf ist diese Disziplin abgeschafft worden. Ich setze mir Pflichten und weiß dann gleich, daß ich sie nicht erfüllen kann. Ich hatte die Pflicht, ein anständiger, sauberer Junge zu sein. Meine Mutter war aber nie zufrieden, immer waren die Hände nicht ordentlich gewaschen. Und mit der Reinheit war es auch nicht weit her, immer Flecken in der Hose und auf dem Bettlaken. »Selbstbefleckung.« Über Jahre habe ich jeden Tag neu geschworen, mit dieser furchtbaren Sünde höre ich heute auf. Zum Schluß war ich nur noch von einem überzeugt: Ich schaff' es nicht. Und wenn ich es hier, bei dieser Todsünde, nicht schaffe, wie soll ich es irgendwo anders schaffen? Mutti war nicht mit mir zufrieden, der liebe Gott auch nicht und ich erst recht nicht. Ich bin nicht in der Lage, meine Pflicht zu erfüllen, für dich nicht, für mich nicht, ich will keine Pflicht.
Erwartungen, Pflichten, Anforderungen lähmen mich. Eine Sache, die ich mit Spaß und Interesse erledige, gib sie mir zur Auf-

gabe, und es wird sofort eine erdrückende Pflicht. Ich leide unter Arbeitsstörungen. »Erhebliche Schlaf-, Arbeits- und Konzentrationsstörungen.« Die Arbeit fällt mir schwer, das Nichtstun fällt mir dummerweise noch viel schwerer. Wenn ich nichts tue, stehe ich unter Druck. Wenn ich unter Druck steh, geh' ich in den Puff. Behindertensex: Beim Vögeln spüre ich meine Ganzkörperlähmungen nicht.

Ich übertrete und mißachte permanent meine eigenen Gebote und Vorsätze, ich realisiere nicht meine Ideale, mißachte meinen politischen Anspruch. Das verzeihe ich mir nicht. Da hört der Spaß auf. Deshalb erziehe ich mich. Wie kriegt man einen Hund stubenrein? Man stößt ihn mit der Schnauze immer wieder in die Scheiße.

Ich arbeite nicht in dem Umfang, wie ich es mir vornehme. Ich verschiebe oft schnell zu erledigende Arbeiten auf den nächsten Morgen. Bestrafe mich mit einem Abend voller Druck, einem schlechten, unruhigen Schlaf, schaue alle Stunde auf den Wekker, habe einen Stein im Bauch am nächsten Morgen. Ich bin nicht so schlank, wie ich es sein möchte. Halte meine Diätpläne nicht ein. Also strafe ich mich durch Freßorgien: Currywurst mit Pommes, dann eine Dose Linseneintopf, dann vier Scheiben Marmeladenbrot und eine Tafel Schokolade. Ich bin kurz vor dem Kotzen. Ich verschwende mein Geld, habe Schulden. Gehe dauernd zu Nutten, gestalte mein Leben nicht so engagiert, kommunikativ und moralisch, wie ich es von mir erwarte. Ich bestrafe mich durch eine ganze Serie von bedrückenden Puffbesuchen, die mich zutiefst deprimieren, die mich finanziell weiter ruinieren, die jeden Funken Otpimismus und Selbstachtung ersticken. Für alle meine Vergehen bestrafe ich mich mit Liebesentzug und Selbstverachtung, mit Bluthochdruck, Gastritis und einem blutenden Meckel. Früher haben mich Mutti, Papa und der Jesuit Clemente erzogen. Heute bin ich groß, da mache ich das selbst. Druck, lähmender Druck, vierundzwanzig Stunden am Tag.

Schreiben tut weh

Eben war der katholische Krankenhauspfarrer da. Er hatte ein paar tröstende Worte für mich.

Katholisches Elternhaus, katholische Konfessionsschule, katholischer Georgspfadfinder, Ministrant und Oberministrant und jetzt auch noch ein katholisches Krankenhaus mit barmherzigen Schwestern. »Ich glaube an die heilige katholische Kirche, Gemeinschaft der Heiligen, Nachlaß der Sünden, Auferstehung des Fleisches und das ewige Leben.«

Katholizismusgeschädigt. Das schlechte Gewissen als Dauerzustand. Meine Sünden, die böse Lust haben mich hergebracht. »Denn Gott hat auch den Leib wunderbar erschaffen und zu hohen Aufgaben berufen. Es ist darum eine Sünde, die Heiligkeit des Leibes durch Mißbrauch zu böser Lust zu zerstören« (Jugend vor Gott). Die Beichte bringt nur kurzfristig Linderung. Seit ich nicht mehr beichte, führe ich Tagebuch. Schreibe meine Sünden in die Sudelbücher. Schreiben als Selbsttherapie.

Monika hat mir meine Tagebücher und auf meinen Wunsch hin ein Diktaphon mitgebracht. Denn das Schreiben tut weh, und mein Nachbar ist weit von sich entfernt. Den störe ich nicht.

Ich schreibe viel, doch es fällt mir schwer. Als ich vierzehn war, wollte ich ein Konversationslexikon verfassen: Den »Volksbrockhaus« in einem Band wollte ich überarbeiten, mit neuen Stichwörtern zur Elektrotechnik, zur Kunst- und Literaturgeschichte, Zahlen und Tafeln erweitern. Mit siebzehn wollte ich Schneiders »Fachkunde für Elektroberufe« neu herausgeben. Verbessert und erweitert natürlich. Später war es mein Wunsch, einen richtigen, schönen dicken Roman zu schreiben. »Ein Roman muß die Summe der Lebenserfahrung beinhalten«, sagt Schlegel. Aber das hilft mir auch nicht weiter. Zum Glück sind heute die Gattungsgrenzen fließend.

Vor zwanzig Jahren wollte ich einen »Entwicklungsroman« schreiben, Kellers »Grünem Heinrich« ähnlich. (Aber ich entwikkel, wickel, wickel, mich ja immer weiter, weiter.) Ich wollte die prägenden Szenen meiner Kindheit (da knistert die Spannung!) schildern, meine Erziehung im katholisch-proletarischen Kleinstadtmilieu: die kleine Mietwohnung im »Rosenwinkel«, Kartoffeln und Karotten im Gärtchen hinterm Haus, zwei Scheiben Brot am Morgen: Sanella und Kunsthonig und Sanella und Zucker. Mein Vater fährt um 6.15 Uhr mit dem Fahrrad in die Fabrik. Abends esse ich sein wieder mitgebrachtes Mittagsbrot: das Hasenbrot.

Die katholische Volksschule, Gebet vor und nach jeder Stunde: Lehrer Klinger, Funktionär im »Bund der Heimatvertriebenen und Entrechteten«, erzählt von seinen Kriegserlebnissen: Das Schlimmste war, daß er beim Schuheputzen immer singen mußte. »Wenn die Deutschen mehr gebetet hätten, hätten wir den Krieg gewonnen«, sagt er. Und fordert Atomwaffen für die Bundeswehr, um Allenstein zurückzuerobern. Schulgebete für die Heidenkinder, für Ostpreußen und das Kurische Haff. Und Gottes Fluch den Polen, die seinen Jägerzaun verheizten.

Suppe am Mittag: Karottensuppe, Steckrübensuppe, süße Nudeln. Und vor allem Kartoffeln: Zehn Zentner wurden im Herbst eingekellert. Sonnabend: Treppe machen, Keller und Boden fegen. Meine Mutter wäscht mich, frische Unterwäsche und Beichte bei Pastor Güldenberg. Um fünf die Radiosendung: Ja oder Nein, das kann das Glück für dich sein, das große Glück für dich sein! Sonntag: als Meßdiener im Hochamt, heilige Kommunion, Mittagessen: Brühe, Fleisch und Kartoffeln. Spaziergang im Grüngürtel und im Schwarzen Weg. Im Winter macht mein Vater dann den Ofen im Wohnzimmer an. Irgendwann leisten sich meine Eltern einen ungeheuren Luxus: ein Zehnplattenwechsler. Die erste Platte: Wasser ist zum Waschen da, valleri und vallera, auch zum Zähneputzen kann man es benutzen! Später kam noch der »Popocatepétel-Twist« dazu. Nach Feierabend strickt mein Vater auf einer Handstrickmaschine sehr haltbare und sehr kratzige Pullover.

Dann wollte ich ausführlich das Leben meines Vaters erzählen. Hatte einen Fragebogen entworfen, bin mehrfach mit einem Recorder zu ihm gefahren. Habe ihn aber nie befragt, hab' es immer verschoben. So lange, bis er mit einem Schlaganfall auf der Bettumrandung lag. Da tat es mir dann leid.

Dann wollte ich meine totale Erfassung durch die katholische Kirche verdeutlichen. Mein Pfadfinder-, mein Ministrantenleben: Confiteor dei, omnipotènti... unverständliches Gemurmel. – ...Mea culpa, mea culpa, mea máxima culpa (ich schlag mir dreimal an die Brust)... unverständliches Gemurmel... Amen. Die Georgspfadfinder, bei denen ich später unehrenhaft entlassen wurde, weil ich im Vorratszelt Rum geklaut und mich besoffen hatte. Dabei habe ich immer schön laut mitgesungen: »Ein alter Bur mit grauem Haar, der ritt seinen Söhnen voran, der jüngste war kaum achtzehn Jahr, er scheute nicht den Tod fürs Vaterland.« Und bei der Stelle »Und da lieget der Bur mit zerschossener Brust, und keiner stehet ihm bei« kamen mir jedesmal beinahe die Tränen.
Mein bruchloser Übergang vom Katholiken zum Kommunisten. Wir sind die stärkste der Parteien. Von einer K-Gruppe in die nächste.
Ich habe die »Grundlagen der marxistisch-leninistischen Philosophie« in drei Tagen durchgearbeitet, und für mich war alles geklärt: Von der Bewegung der Materie über die »Einheit und die Vielfalt des Geschichtsprozesses« hin zum historischen Endziel, der klassenlosen Gesellschaft. Lebenssinn, individuelle Aufgabe, soziales Engagement und klare Unterscheidung von Gut und Böse. Mein Blindenstock. Und bald darauf, weil ich eine Glaubensgemeinschaft brauchte, war ich in der eingebunkerten »Partei der Arbeiterklasse«, deren Parteibüros durch Stahltüren und Eisenriegel gesichert waren. Und habe aus voller Kehle »Es steht ein Mann, ein Mann, so fest wie eine Eiche« gesungen. Nur daß ich als Kämpfer für die unterdrückte Arbeiterklasse und die ausgebeuteten Völker der Welt ständig heimlich in den Puff gegangen bin und damit die chromblitzenden Schlitten der ausbeuterischen Zuhälter finanziert habe, das hat mich sehr belastet.
»Beitragsehrlich« war ich auch nicht und hatte kaum freiwillige »Kampffonds-Marken« in meinem Parteibuch kleben. Kritisch wurde es, als ich eines Tages zum Parteigruppenkassierer gewählt wurde: Die Monatsbeiträge für die proletarische Weltrevolution landeten alle bei Rosi in der Fuggerstraße. Mit viel Mühe gelang es mir, den Skandal zu vermeiden. Aber schöne Lieder haben wir auch dort gesungen:

»Wir reißen hoch die Riesenapparate/ mit festem Griff die Hand das Steuer hält/ wir kreisen wachend überm Sowjetstaate/ wir sind die erste Rote Luftarmee der Welt./ Drum höher und höher und höher/ wir steigen trotz Haß und Hohn./ Ein jeder Propeller singt surrend sein Lied:/ wir schützen die Sowjetunion.«
Tagebuch und kleine, belanglose Neurotikergeschichten habe ich immer geschrieben: die Ebengeschichte, die Robinson-, die Berlin-65-, die Tote-Stadt-, die Boots-Geschichte, die Geschichte vom Reformkönig, meine Puff-Geschichten, die August-Pannen-, die Stalingrad- und die Küchengeschichte. Die Geschichten könnte ich alle erzählen, meine Reflexionen, meine Kindheitserinnerungen dazwischen. Doch wieso mach ich mir Gedanken um mein Buch: »Man hält die Feder hin, wie eine Nadel in einer Erdbebenwarte, und eigentlich sind nicht wir es, die schreiben, sondern wir werden geschrieben.« Sagt Frisch. Mich schreibt Mutti. Erdbebenwarte, Minensuchhund, Bombenmelder. Ich halt' seit Jahren meine Feder hin, meistens bleibt das Blatt leer. Nur manchmal bebt es. Aber schön gebunden werden muß mein Buch. Als Schreiber komme ich über bescheidene Versuche nicht hinaus. Ich produziere Abbrüche. Aber sie stehen alle gebunden in meinem Bücherregal. Schreiben, abheften, verbessern, korrigieren und erweitern. Fotos und Zeichnungen einkleben, ein neuer Absatz, Schnellbindung. (Ich habe Angst, der Buchbinder könnte mein Geschreibsel lesen.) Schreibzwang.

Offenheit für diese Welt

Elke hat mich besucht. Ich habe sie erst gar nicht erkannt in dem weißen, sterilen Besucherkittel. Sie saß bedrückt und schweigend rum, die redselige, laute, erfrischende Elke, die beim Vögeln immer in die Hände spuckte. Anfangs war ich sehr verliebt in die kleine Dampfwalze. Die Blumen hatte ihr Pfleger Helmut schon im Vorraum abgenommen.

Elke war der aktuelle Auslöser für mein »Ulcus in versprengter Magenschleimhaut«. Sie hat mich unter Druck gesetzt: Es klingelt, sie steht schon vor der Wohnungstür: »Komm, laß uns vögeln, ich habe noch 35 Minuten Mittagspause.« Und spuckte in die Hände. Ihre Offenheit, ihre klaren Forderungen nahmen mir den Atem. Ich krieg keinen hoch, wenn eine Frau gegen meinen Willen auf mir sitzen will. Ich will die Kontrolle behalten. Sexuell aktive Frauen machen mir Angst. Trotz meiner vielen Frauen: Ich bin verklemmt, eingeklemmt, zugeklemmt, verlötet, vernagelt, verschraubt, verheddert in den Schnüren.

Elke fand, ich sei der Mann zum Heiraten, und begann eine Wohnung für uns beide zu suchen, Zukunftspläne zu schmieden. Mir schnürte es den Atem ab, mir war wie einem Infanteristen zumute, der im Schützengraben von einem Panzer überrollt wird. Unfähig, mich abzugrenzen, unfähig, meine Bedürfnisse zu artikulieren, unfähig zur Auseinandersetzung, wußte ich mir nicht anders zu helfen, als sie zu verletzen, Verabredungen nicht einzuhalten, vor der Verabredung mit ihr schnell noch mit Anne zu vögeln.

Aber sie hat dann die Lage analysiert, ihre Anteile erkannt, mir verziehen und sich aufs Versöhnungsvögeln gefreut. Ich fühlte mich hilflos: Kein Abwehrmittel wollte nützen, nicht Stacheldraht in Stiefelspitzen noch Puffer außen angebracht.

Elke wollte ein Kind. Selbst ist die Frau. Meine Sterilisation hat sie nicht aufgehalten. Sie ließ sich von ihrem Exfreund schwängern. »Ich möchte mit dir zusammenleben, und ich möchte das Kind haben!«

Als »Josef« wollte sie mich in die Pflicht nehmen. Ich sollte den sozialen Vater spielen. Und das mit mir: dem Beziehungsunfähigen, dem Konflikt-, dem Abgrenzungsunfähigen.
Das schlug mir auf den Magen, auf den Darm. Ich hab' mich hierher, auf die Intensivstation, geflüchtet. Es hat etwas genutzt, sie ist ganz still geworden und hatte vor einigen Tagen ihren Abtreibungstermin: Verluste auf beiden Seiten.

Wenn ich traurig, wenn ich depressiv bin, habe ich immer das gleiche Bild vor Augen: Ich liege auf dem Boden eines tiefen, dunklen Schachtes. Einsam und verlassen. Der Schacht schützt mich und erdrückt mich. Fruchtblase und Sarg. Aber ich will hinaus, muß hinaus. Doch all meine Versuche, herauszuklettern, sind vollkommen illusionär, hoffnungslos. Und zudem weiß ich, käme ich wirklich hinaus, stünde ich nackt und ungeschützt auf dem Präsentierteller, hätte keine Chance zu überleben. Die Situation ist ausweglos: erstickende Höhle oder tödliche Schutzlosigkeit als Alternative. Kein Ort zum Leben, nirgendwo. Doch irrationalerweise gebe ich die Hoffnung nicht auf. Versuche es immer wieder: Luft in der Höhle, Sicherheit draußen.
Oder: Gelähmt liege ich zwischen riesigen Betonplatten, die mich langsam erdrücken, in einen überdimensionierten Schraubstock bin ich eingespannt. Gequetscht, bis der rote Saft spritzt. In Frankreich gab es mal Hasenbraten mit dem Saft unreifer Trauben.

Neben meinem Bett hängt ein katholischer Kalender: »Offenheit für Gott, Offenheit für diese Welt«, steht unter einer verschneiten Landschaft. Ich versteh's nicht.

Offenheit

Nur nicht untern Asphalt gehn,
keinem in die Augen sehn.
Ich seh die Kleider,
seh die Tünche,
hör die Worte,

hör die Wünsche,
seh die Mängel und Probleme,
wink den Fremden,
fühle Mitleid.
Bin doch offen,
unverkrampft
und aufgeschlossen.
– Doch wenn ich falle,
klappert Eisen.
Das Stahlkorsett
sitzt angegossen,
hab den Blindenhund vergessen.

Traumboot

Gleich holen sie mich ab. Mit Hilfe meines Walkmans, der Gitarrenmusik von Narciso Ypes und einer Schlaftablette habe ich sogar ein bißchen geschlafen.
Erstmals Gedanken an den Tod. Die Vorstellung, mir den Bauch aufschneiden zu lassen, ist sehr bedrückend. Es ist fünf nach zehn. Um zehn sollte ich operiert werden. Wieso werde ich nicht geholt?
Bis in die Gedärme bekomme ich jetzt Zuwendung und Aufmerksamkeit. Ich habe die Zustimmung gegeben, daß einige Studenten von Professor R. zuschauen dürfen. Fotos werden gemacht. Ich werde ausgeräumt und fotografiert. Farbfotos vom Meckel. Na, bitte.
Wehrlos und nackt werde ich im gleißenden Licht auf dem Operationstisch liegen. Keine Höhle, keine Burg, nicht einmal eine schützende Bettdecke lassen sie mir. Das Kleinst-U-Boot, das in sechshundert Meter Wassertiefe reglos auf dem Meeresgrund liegt, mit Sauerstofftanks und Vorräten für Jahre ausgerüstet, das ist die einzige Überlebensalternative.
Ich habe Angst. Ich möchte in meinem Boot, meinem Traumboot sein: allein in einem unsinkbaren Boot auf dem Weltmeer, dem einzig halbwegs sicheren Ort. Komm in das Traumboot der Liebe. Lese gerne Kriegsromane wie »Das Boot« oder »Die Männer der Ulysses«: Mach' den Kreuzer noch schneller, die Armierung stärker, verbessere die Elektronik und das Radar, schütze die Mannschaft vor der eisigen Kälte der Polarnacht. Alle bekommen Thermounterwäsche, moderne Winterkleidung, Gesichtsmasken. Wärmezonen werden geschaffen; die Krankenstation baue ich aus. In den Freiwachen werden die Männer medizinisch versorgt, können sich erholen.
Mir fällt mein Lieblingsfilm ein: Coppolas »Apocalypse Now«. Die Reise des Captain Willard im Kanonenboot »Street Gang« den Nung-Fluß hinauf tief hinein nach Kambodscha. Der Fluß wird immer enger, der Dschungel immer undurchdringlicher. Die

Besatzung hockt in nackter Angst hinter den Schanzen und schweren Maschinenwaffen. Sie töten aus Angst. Aber auch die gepanzerten Bootswände und die Waffen bieten keinen Schutz. Brüchige Geborgenheit. In all den Kriegsromanen gehen die Schiffe am Schluß unter. Mayday! Mayday! SOS!
Abends ist mein Bett eine uneinnehmbare Burg oder ein unsinkbares Boot. In meinen Tagebüchern gibt es unendlich viele Bootsgeschichten.
M. hat mir meine Tagebücher mitgebracht. Werde jetzt zur Angstbannung meine alten Geschichten lesen.

Samstag, 3.5.:
Kalt ist es in Berlin. Der Ofen zieht schlecht. Soll es ein bißchen warm werden, muß man ihn zum Glühen bringen. Nachts behalte ich die Socken an. Unter den Schreibtisch habe ich dicke Zeitungsstapel gelegt, an die Wand eine Wolldecke genagelt, zwei Schaumstoffplatten auf dem Küchentisch so zurechtgeschnitten, daß sie in die untere Hälfte der zugigen Fenster passen. Es ist jetzt dunkler, aber auch etwas wärmer in meinem Zimmer.
Hier draußen hat mich noch niemand besucht. Abends um acht wird vorne die große Haustür zugeschlossen. Durchsteckschlüssel. Zweiter Hinterhof, Quergebäude. Es ist sehr still. Der Blick geht auf die bröckelnde Wand des Nachbarhauses. Will man den Himmel sehen, muß man sich weit aus dem Fenster lehnen.
Ich lege mich aufs Bett und lese Nietzsche. »Man fängt damit an, zu verlernen, andere zu lieben, und hört damit auf, an sich nichts Liebenswertes mehr zu finden.« Ist es nicht umgekehrt? Ich verstehe nichts, lege das Buch beiseite. Laufe – trotz einer Adumbran – unruhig auf und ab.

Sonntag, 4.5.:
Irgend etwas war merkwürdig, anders als sonst, als ich an diesem Morgen aufwachte. Ich lag im Bett, noch nicht ganz wach, und versuchte es herauszufinden. Ja, es war ungewöhnlich still an diesem Morgen. Totenstill. Stiller als am frühen Sonntag. Und heute war doch Donnerstag. Ich stand schnell auf. Kein Mensch war auf der Straße. Auch in der Wohnung war es merkwürdig

still. Ich schaute in alle Zimmer: Niemand war da und – das fiel mir erst nach einer Weile auf – die Kleider hingen über den Stühlen oder lagen noch vor den Betten. Die Betten sahen aus, als ob noch jemand in ihnen schliefe. Was war los? Unruhe, Angst befiel mich. Ich lief in die Küche und machte das Radio an. SFB: Funkstille, Rias: Funkstille. Ich schaltete auf Kurzwelle und suchte den Deutschlandfunk. Katastrophen-Sondersendung: Angeblich gab es in der Nacht einen Unfall, eine Katastrophe apokalyptischen Ausmaßes. Aber niemand weiß, was wirklich passiert ist, doch es soll nach unbestätigten Berichten in der ganzen Stadt keine Überlebenden geben. Ich lachte laut: Diese Idioten!
Stürzte in mein Zimmer, zog mich hastig an. Der Fahrstuhl funktionierte nicht. Ich lief die Welserstraße entlang bis zum Wittenbergplatz: kein Mensch, nirgendwo ein Mensch. Vor Ampeln leere Autos, in den Autos – und das erschreckte mich am meisten – Mäntel, Hemden, Hosen, Schuhe. Aber kein Mensch. Das KaDeWe dunkel und geschlossen, der Tauentziehn menschenleer; leere Autos mit laufenden Motoren. Ich stolperte über Taschen und Kleiderbündel. Mit zwei Fingern hob ich vorsichtig ein Sakko auf: Das Hemd war frisch gebügelt, eine modische Krawatte. Ließ alles mit Schaudern wieder fallen. Ein Auto hing zertrümmert vor einer Litfaßsäule, ein andres war in ein Schaufenster gerast. Oh, mein Gott. Es ist wahr. Ich rannte zur U-Bahnstation: gähnende Leere. Ich traute mich nicht hinein. Im hellen Neonlicht überall die ordentlichen Kleiderhaufen. Weinend lief ich wieder nach Hause. Das Telefon funktionierte. Ich rief all meine Freunde und Bekannten an, aber niemand meldete sich in der Stadt. Ich rief in G. an, und plötzlich war mein Bruder am Apparat.
Die ersten Stunden waren entsetzlich: panische Angst und ungläubiges Entsetzen. Fassungslosigkeit und Todesangst. Ich betete seit Jahren das erste Mal wieder. Ich traute mich nicht aus der Wohnung. Hielt die Totenstille nicht aus. Dann plötzlich, laut und erschreckend, klingelte das Telefon: Mit rasendem Herzen nahm ich den Hörer ab: Der Leiter eines nationalen Krisenstabes. Ich erfuhr, daß alle Versuche, in die Stadt einzudringen, tödlich endeten. Auch Schutzanzüge und ABC-Schutzpanzer nutzten nichts.

Die Zwei-Millionen-Katastrophe und mein Überleben waren – so erzählte man mir – das Weltthema. Man riet mir dringend ab, zu versuchen, die Stadt zu verlassen. Niemand hatte eine plausible Erklärung, wie es zu der Katastrophe kommen konnte, warum ich der scheinbar einzige Überlebende war, warum es keine Leichen gab. Man hatte Aufgaben für mich. Der Innenminister sprach mir unpassenderweise sein Beileid aus und bat mich um Kooperation.
Nach einigen Tagen verlor sich meine Angst, mein Entsetzen legte sich. Ich wagte mich aus dem Haus, erforschte die tote Stadt. Eine Mischung aus Neugier und Grauen. In der Fuggerstraße stand ein Jeep mit Zündschlüssel im Schloß. Ich warf die Kleider raus, stieg ein und fuhr durch die Stadt, streifte durch Geschäfte, packte mir das Auto voll, ging in fremde Wohnungen. Immer in der Angst, auf einen lebenden Menschen zu treffen. Wertheim war voll beleuchtet. Überall hingen Schilder: Kommen Sie ins Wertheim-Einkaufsparadies!
Es war sehr kalt in der Stadt, meine Heizung war ausgefallen. Ich kleidete mich ein: Pelzstiefel, Pullover, Herrenpelzmantel. Brach ein Waffengeschäft auf und nahm Messer, einige Jagdflinten und Munition mit. Am Abend ging in der ganzen Stadt das Licht aus. Auch das Telefon funktionierte nicht mehr. Draußen hatte man für mich einen UKW-Sender installiert, den ich mit meinem Kofferradio hören konnte. Ich sollte an die Stadtgrenze kommen. Man hatte Aufträge für mich. Wissenschaftler aus aller Welt wollten mit mir sprechen.
Doch zuerst zog ich um. Suchte mir eine Dahlemer Luxusvilla, besorgte mir ein Stromaggegrat, setzte die Ölheizung wieder in Betrieb. Brachte meine Sachen und mein Beutegut in diese Villa. Legte mir einen riesigen Lebensmittelvorrat zu. Hortete Bücher, Ferngläser, teure Füllfederhalter, Pornofilme, Werkzeug, Kleider. Hörte Radio: beschwörende Appelle mich zu melden. »Holt mich doch!« In der Nacht gab es irgendwo eine gewaltige Explosion. Die Angst war wieder da, ich schaltete das Licht ein.
Saß auf einer teuren, schwarzen Ledergarnitur. Im Vorgarten brummte das Stromaggregat. Ich drehte die Musik laut. – Can't stand it no more. Betrank mich mit französischem Kognak. Nahm eine Jagdflinte aus dem Futteral, lud beide Läufe, öffnete die Ter-

rassentür und schoß auf die dunklen Fenster gegenüber. Die Scheiben knallten. Mir ging es gar nicht schlecht.

Samstag, 10.5.:
Laufe in meiner Wohnung auf und ab. An meiner Wohnungstür hängt ein Pappschild mit meinem Namen, in sauberer Normschrift. Darunter ein Schild: Bitte klopfen. Die Klingel ist kaputt. Aber außer dem Briefträger und der Hauswartsfrau, die nebenan wohnt, hat noch niemand geklopft. Heute kam eine Postkarte meiner Mutter. Ich erkannte sofort die »deutsche Schreibschrift«.
»Lieber Wolfram! Schick Deine schmutzige Wäsche. Ein Paket an Dich ist unterwegs. Wirst es hoffentlich gut gebrauchen können. Viele Grüße Deine Mutter.«
Zuletzt bin ich Weihnachten zu Hause gewesen. Mit Librium habe ich es vier Tage durchgehalten. »Ich weiß nicht, von wem du das hast. Du bist total verkommen. Wir wollen ja nur, daß du anständig rumläufst«, hat Mutti gejammert. »Bei uns könntest du umsonst wohnen. Statt dessen läufst du rum wie 'n Verbrecher!« sagt Papa.
Dann habe ich mir entnervt den Bart geschnitten, meinen alten Anzug aus der Plastiktüte und die Mottenkugeln aus den Taschen genommen. Sie waren besänftigt und zufrieden und haben mir zweihundert Mark mitgegeben. »Sauer verdientes Geld«, sagt Mutti. Einhundert habe ich nach der Rückkehr zu einer schönen, eiskalten Nutte gebracht, die nach knapp einer Minute sagte: »Nun mach mal, hast schließlich nicht für 'ne Stunde bezahlt!«
Aber ab morgen wird alles anders, morgen fange ich an zu arbeiten, alles wird sich ändern. Morgen fängt das »intensive Leben« an. Vorsätze. Ab morgen. Seit Jahren fange ich morgen ein neues Leben an.
Es klappert an der Tür. Die Hauswartsfrau hat mir die »Wahrheit« durchgesteckt. Frau F., klein, grau, abgearbeitet, Verkäuferin bei Woolworth in der Müllerstraße, ist Kommunistin. Lädt mich zum »Weddinger Arbeitertreff« der SEW ein.
Ich laufe unruhig hin und her, höre »Blood, Sweat and Tears«, esse Nudeln mit Rindfleisch aus der Einfuhr- und Vorratsstelle. Lege »Chicago« auf: It better ends soon.
Ich halte es in meiner Wohnung nicht mehr aus. Der alte Gasherd

steht immer noch im Flur, obwohl er dort nicht stehen darf. Der Kohlenhändler lehnt in der Tür seines Ladens. Er grüßt mürrisch zurück. Ein großer, schwerer Mann mit einem roten Gesicht, Ende fünfzig. Er trägt schwere orthopädische Schuhe, wahrscheinlich sind seine Füße vom vielen Brikettschleppen kaputtgegangen. Fein säuberlich im Tragebrett geschichtet, immer ein Zentner, rauf in die Wohnungen.

Ich gehe die Seestraße entlang, komme am Blutspendedienst vorbei. Es herrscht wieder großer Andrang. Ich spende regelmäßig. Null negativ ist immer willkommen. Viele Studenten, Proleten, Sozialhilfeempfänger sitzen dort. Männer, denen man die schwere Arbeit und den Alkohol ansieht, tätowiert, mit abgewetzten Anzügen und glatt zurückgekämmten Haaren. Frauen mit dicken Wasserbeinen. Sie alle wollen sich mit ihrem Blut ein paar Wurststullen und vierzig Mark verdienen.

Ich steige in die U-Bahn, fahre zum Zoo, laufe den Tauentziehn entlang bis zum KaDeWe. Kaufe mir im »Modernen Antiquariat« eine preiswerte Ausgabe von Musils »Mann ohne Eigenschaften«, fahre in den sechsten Stock in die wahnsinnige Lebensmittelabteilung, esse Bockwurst und Apfeltorte. Laufe weiter durch die Stadt, ziellos. Citywolf. Denke an mein Vorstellungsgespräch bei Kaffee-Reichelt. Am Montag um 10 Uhr. Das Semester fing erst in sechs Wochen an. Bis dahin muß ich arbeiten, ich brauche dringend Geld.

Gestern habe ich am Nollendorfplatz im »Massageinstitut« wieder 55 DM gelassen.

»Neu! Ganzmassagen mit Sauna und Duschbad für nur 15 DM sowie nette und neue Damen, die Sie selbst wählen können, finden Sie in angenehmer Atmosphäre im Massageinstitut, Maaßenstr. 8«, stand in der »BZ«. Wenn man wollte, daß die Masseuse den Kittel auszog und einem den Schwanz massierte, mußte man allerdings noch vierzig Mark dazulegen. Ich hatte Pia gewählt, weil angeblich alle Kolleginnen gerade belegt waren. Pia hat hellrote Schamhaare und möchte gern Englisch lernen. Sie hat mir ihre Adresse gegeben, will mir zehn Mark pro Stunde zahlen. Nächsten Montag soll ich vorbeikommen.

Küchengeschichten

Wieso holt man mich nicht? Seit über einer Stunde warte ich auf die Bauchöffnung. Lese weiter in meinen alten Tagebüchern.

Sonntag, 11.5.:
Ich sitze in meiner kleinen Küche, habe den Tisch leergeräumt und will meine Autobiographie schreiben. Nur: Ich bin eigentlich kein interessanter Fall. Außerdem geht es mir schlecht zur Zeit. In den letzten Tagen habe ich zu viele Hefeteilchen, Marmeladenbrote und Erasco-Dosensuppen (Erbseneintopf Hubertus mit Speck) gegessen. Immer wenn es mir schlecht geht, fresse ich zuviel. Wenn ich zuviel esse, geht es mir noch schlechter. Wenn es mir schlecht geht, schreibe ich viel in meine Sudelbücher (oder geh' in den Puff). Zehn Kilo Übergewicht, Bluthochdruck, neun volle Sudelbücher und Schulden sind die Folge. Dies ist mein zehntes, noch ganz neu, mit festem Karton gebunden, mit vielen leeren Seiten.
Nein, nein, ich habe keinen literarischen Anspruch. Vielleicht ein therapeutisches Tagebuch, Psychogeschreibsel oder Neurotikernotizen. Jedenfalls ein ganz subjektiver Kram, Ersatz für meine Therapeutin, die mir zu teuer wurde, seit meine Krankenkasse nicht mehr zahlt. Achtzig Mark die Stunde nahm sie. Mit übereinandergeschlagenen Beinen und wippendem Fuß saß sie mir gegenüber und lächelte mich professionell freundlich an. Positive Verstärkung. Doch ich starrte meist auf meine Schuhe, nur manchmal wagte ich einen Blick auf ihr Knie oder ihren Rocksaum. Gesprächstherapie. Fast die ganze Zeit hat sie geschwiegen. Schreiben statt stummer Frau im Kostüm.
Kafka hat auch immer geschrieben, wenn es ihm schlecht ging. »Begreifst du es, Liebste: schlecht schreiben und doch schreiben müssen, wenn man sich nicht vollständiger Verzweiflung überlassen will.« Schlecht schreiben, nicht schreiben können, nicht wissen, wie man beginnen soll. Und doch schreiben müssen. – Ich hab' etwas vor, das ist der Anfang vom Ende.

Seit ein paar Wochen wohne ich alleine. Seit mir meine Frau sagte, es sei ihr unerträglich, noch länger mit mir zusammenzuleben. Das tut weh, das können Sie mir glauben. Nach über zehn Jahren und mit zwei Kindern. Ein Mädchen und ein Junge, Hanna und Max, vier und zwei Jahre alt. Das hat mich getroffen. Das hat mich sehr getroffen, da habe ich mir sofort ein neues Tagebuch gekauft. Diarium steht vorne drauf, für zwölf Mark achtzig. Bei den beiden alten Tanten vorn an der Seestraße, denen ich immer den Preis auf der Banderole vorlesen muß, wenn ich mir meinen »Dark Twist« kaufe.

»Ich bin nicht im entferntesten in der Lage, Deine Probleme zu verstehen, geschweige denn, sie zu akzeptieren oder Anteil daran zu nehmen«, hat mir meine Frau geschrieben. Helfersyndrom, therapeutische Kraft – was Frauen angeblich auszeichnet – nichts, rein gar nichts. Da stand ich da mit meinen Problemen. Ich sitz am Küchentisch, schreibe, träume und wünsche mich hinweg.

Tränen und Träume (Neurotikeridylle II)

Gedanken an Unerledigtes.
Stockende Träne und steiniger Bauch.
Schmerzen am Stumpf.
Offene Gräben und leerer Schlauch.
Bücherleben, wie Papier:
Trocken, wie staubige Bände.
Still und in Reihe.
Vergebliches Warten auf blätternde Hände.

Gedanken im Wind.
Alleinsein und doch deine Hand.
Regen am Dach.
Kühle Haut an warmer Wand.
Arbeit für Muskeln.
Gespräche und spielendes Kind.
Essen mit Freunden.
Rauchen und Sitzen im Abendwind.

Blutende Wunden und Bauen am Windhaus.
Tränen und Träume.
Totes Gepäck und grünende Bäume:
ein lebendiger Mensch.

Um meine Probleme zu erkennen, braucht man sich nur die Romanfiguren anzuschauen, mit denen ich mich besonders beschäftigt habe und die mir besonders ans Herz gewachsen sind.
»Ihr Lieblingsheld in der Literatur?« Robinson Crusoe. Dieses Buch habe ich bestimmt schon zehnmal gelesen. So möchte ich den Rest meines Lebens verbringen. Nur neben Freitag würde ich gern noch eine kleine, kräftige, kupferfarbene Wilde aus den Händen der Kannibalen befreien. Ich liege auf dem Felsen und schaue aufs Meer hinaus. Ein glückliches, kleines Völkchen bewohnt die Insel, sie bauen das Korn an, melken die Ziegen, sammeln die Trauben und verehren mich. Und ich bin auch im hohen Alter sexuell noch sehr aktiv.
Besonders beeindruckt hat mich auch Nabokovs beschränkter, keiner Konvention fähiger, blasser, dicker Lushüns, der wie ein Kind versorgt werden muß, genial Schach spielen kann und das Leben nur als Traum zwischen den Realitäten des Spiels erlebt. Und Raabes gefräßiger, träger Heinrich Schaumann, der sich auf seiner Roten Schanze inmitten von Gemeinheit und Niedertracht ein Stück Humanität bewahrt hat. Thomas Manns Tobias Mindernickel. Und Robert Walsers demütiger, sich auf seine Erfolglosigkeit freuender, mit Freude dienender Jakob von Gunten. Der Landvermesser und Georg Bendemann, der Offizier der Strafkolonie und all die anderen wehrlosen Gestalten Kafkas, die ihren eigenen Untergang mit einer gewissen Befriedigung betreiben.

Montag, 12.5.:
Viele Stunden am Tag sitze ich in der kleinen, engen, schlecht ausgestatteten Küche in der Guineastraße. Tief unter mir in ausgedehnten Kellergewölben, nur durch einen Lastenfahrstuhl verbunden, sind zwölf Männer gefangen, Arbeitssklaven.

Ich weiß nicht, wer sie sind, nicht, wer sie gefangenhält, ich weiß nicht, woran sie arbeiten. Ich weiß nichts. Ich will es auch nicht wissen. Ich darf keine Fragen stellen, ich darf mit niemanden über meine Arbeit sprechen. Aber mich fragt auch niemand.
Ich bekomme neben meinem bescheidenen Lohn – aber ich klage nicht – täglich fünfzig Mark, mein Budget. Davon muß ich die zwölf Gefangenen ernähren. Jeden Morgen kaufe ich ein: Das knappe Budget erfordert genaue Überlegung und Planung. Der günstige Einkauf ist entscheidend. Ich fahre oft zum Großmarkt. Kaufe Gemüsereste billig ein, koche einfache Suppen, backe Brot, einmal in der Woche gibt es Fleisch, manchmal Obst, wenn ich es ganz billig bekomme.
Ich weiß nur, die Gefangenen arbeiten hart, und ich bin dafür verantwortlich, ihre Arbeitsfähigkeit zu erhalten. Es ist schwer, die erforderliche Kalorienzahl zu erreichen, ihnen abwechslungsreiche und ausgewogene Nahrung zu bieten. Ich führe genau Buch über meine Ausgaben. Alles, was ich nach unten schicke, notiere ich mit Sorgfalt. Manchmal zweige ich – obwohl es streng verboten ist – ein paar Mark von meinem Lohn für ihr Essen ab. Dreimal am Tag – Punkt sechs morgens, zwölf mittags und sechs Uhr abends – schicke ich den Lastenfahrstuhl nach unten.
Manchmal lege ich mein Ohr an den Fahrstuhlschacht, doch ich höre nichts. Meine Aufgabe ist sehr wichtig, ich bin mit meiner Arbeit rundum zufrieden.

Endlich! Man holt mich.

Musterpatient

Ich hab' es überlebt. Am späten Nachmittag bin ich gestern aufgewacht. Marion, meine Exehefrau, war da, hat mir ein bißchen die Hand gehalten. Quälendes Erwachen. Immer wieder schlief ich gegen meinen Willen ein. Ich wollte reden und konnte nicht. Schmerzen im Bauch, Schmerzen in Nase und Speiseröhre.
Eben war Professor R., der Bilderbuchprofessor, da. Er begrüßte mich jovial: »Na, wie geht es unserem Musterpatienten?« Ein Musterkind meiner Eltern, ein Musterschüler, jetzt auch noch Musterpatient.
Prof. R. setzte sich einen Moment lang zu mir ans Bett. Er erzählte mir stolz, mit welcher Technik er meinen Dünndarm genäht hat. Ich war auch ganz stolz, ich Musterpatient.
Als Musterkind habe ich mich immer bemüht, die Lebensweisheiten meiner Eltern mustergültig zu beherzigen:

Eltern-Weisheiten

(Alles Originalton Maria und Josef)
Sei immer schön bescheiden,
dann können dich alle leiden.
Deine Eltern meinen's gut mit dir,
Gehorsamkeit ist eine Zier.
Man darf es sich nicht einfach machen,
im Leben gibt es nichts zu lachen.
Sparsamkeit, die wird sich lohnen,
man muß auch seine Sachen schonen.
Die Haare schön kurz und nicht auf dem Kragen,
im Bett muß man immer einen Schlafanzug tragen.
In Zukunft, da wird alles schlimmer,
drum mach dir Sorgen, heut und immer.
Ordentlich sein und sich schön plagen,
dann können die Leute auch nichts sagen.

Immer schön ordentlich und sauber sein,
wer anders ist, der ist ein Schwein.
– *Den* Eltern muß man dankbar sein!

Und wenn ich die Weisheiten nicht ganz so brav beherzigte, bekam ich auch mal einen »Klaps«: Mein Vater schlug mich – sehr schmerzhaft – mit den Gummisohlen seiner Filzpantoffeln; meine Mutter prügelte mit einem Kochlöffel aus der unteren Schublade unseres Küchenbuffets auf mich ein. Das Küchenbuffet war aus echtem Kirschbaumholz, und darauf war sie natürlich stolz. Und »mal 'n Klaps hat noch keinem Kind geschadet«.

Roiland

Das Kinderbuch,
das mich am meisten bewegte,
war die Geschichte
von »Roiland dem Wanderer«.
Einem Südwest-Ochsen,
der immer brav seine Pflicht tat
und ein guter Zugochse war.

Dann kamen die Hottentotten,
und seine Leidenszeit begann.
Seinen Platz kannten sie nicht,
nicht seine Fähigkeiten.
Ins Achterjoch spannten sie ihn
mit einer viel zu kurzen Stroppe.
Er war willig,
er war bereit,
wollt ein guter Ochse sein,
aber litt blutig und grausam
unter der Unfähigkeit,
dem Unverständnis
der rohen Treiber,
seiner neuen Herren.

Roiland
war mir immer
sehr vertraut.

Zärtlichkeiten waren dagegen in unserer Familie verpönt. Ich kann mich nicht daran erinnern, daß meine Mutter ein einziges Mal mit mir geschmust hätte, zärtlich zu mir war. »Wenn wir dich und die dicken Kartoffeln nicht hätten, dann müßten wir immer die kleinen essen!« sagte Papa zu mir und kniff mir – ich trug fast immer kurze Lederhosen – in den Oberschenkel, Pferdekuß nannte er das. Mein Bruder und meine Eltern äußerten sich oft ganz stolz, daß Umarmungen und Küsse bei uns nicht üblich seien. »Die haben sich wieder abgeleckt!« sagte Papa mit Ekel in der Stimme. »Bei denen stimmt doch was nicht.« Wir hatten jedenfalls solche »Affenliebe« nicht nötig. Bei uns war alles in Ordnung.
Liebe hatten wir nicht nötig, Verständnis hatten wir nicht nötig. Küsse hatten wir nicht nötig. Streit gab es bei uns nicht. Und Schläge haben noch keinem geschadet. – Wir waren eine ordentliche Familie. »Roiland der Wanderer«, gutwillig, fügsam und hilflos leidend, war mein Lieblingsbuch. Die Hottentotten aus den Karrasbergen hatten's mir geschenkt.

Junge, schon dich!

Weil ich doch ein Musterpatient bin, hat Helmut eine Ausnahme gemacht und mir auf der Intensivstation ein Telefon angeschlossen. Der erste Anruf kam von meinem Kollegen Tom: Er hat seine Pflicht erfüllt und mir im Namen des Personalrats alles Gute gewünscht.

Der nächste Anruf kam von Mutti. »Junge, was machst du denn bloß?« rief sie schluchzend. »Junge, schon dich ja noch in den nächsten Wochen.«

»Junge, schon dich! Und schon deine Sachen!« Ein Schoner ist kein Segelschiff, sondern ein Schutzdeckchen. Wir waren eine Schutzdeckchenfamilie: Es gab Sofaschoner, Teppichschoner, Couchtischschoner, Gefühleschoner, Konflikteschoner.

»Junge«, sagte Mutti immer, »schon deine Sachen.«

»Schon deine Sachen!« In diesem Satz ist alles enthalten: die materielle Armut, das karge Milieu, die Schwere, die Unlust am Leben, die fehlende Sorglosigkeit, die Muffigkeit und Enge, der Druck, der Sauberkeitswahn. Die Beschwörung, nicht unnütz Geld auszugeben, sich zurückzuhalten, nicht grundlos fröhlich zu sein, immer an die Zukunft zu denken, sich nicht mit anderen Leuten einzulassen. Eingezäunte Schonungen. Dumpfes, Leben erstickendes Eingeschlossensein, schlechtes Gewissen.

Das Märchen vom verschlossenen Kistchen

Es waren einmal ein Mann und eine Frau, die waren beide sehr arm. Sie lebten in einer Einöde und mußten hart arbeiten, um genug zu essen zu haben. Sie hatten einen braven Sohn und sagten zu ihm: »Lieber Sohn, wir leben in einer Einöde, hier gibt es keine Blumen, hier singt kein Vogel. Tue deine Pflicht, lies die Steine vom Feld und klage nicht!« Und der brave Sohn tat seine Pflicht und bemühte sich sehr.

Als nun der Vater alt geworden war und ans Sterben kam, rief er seinen Sohn und sprach: »Mein braver Sohn, ich habe hier ein Kistchen, das mir mein Vater vererbt hat, und auch er hatte es schon von alters her. Mit diesem Kistchen hat es eine besondere Bewandtnis. Niemand weiß, was in ihm ist. Aber man darf es nicht öffnen, unter keinen Umständen. Ansonsten passieren gar schreckliche Dinge. Nimm dieses Kistchen und versprich mir, daß du es nie in deinem Leben öffnen wirst.« Der brave Sohn versprach es dem Vater unter Tränen, und er nahm das Kistchen in seine Hände. Bald darauf starb der Vater, und der Sohn bedeckte ihn mit Steinen.

Es vergingen die Jahre, der brave Sohn fand eine brave Frau. Sie hatten zwei Kinder und plagten sich in der Einöde. Und sie klagten nicht. Aber das Leben wurde immer schwerer, die Einöde immer öder, und sie hatten Angst, bald verhungern und verdursten zu müssen. Da sagte eines Tages die Frau zu ihrem Mann: »Mann, wir werden bald Hungers sterben. Öffne das Kistchen deines Vaters und sieh nach, was darinnen ist. Vielleicht ist es ein Schatz, der uns alle retten kann.« Der Mann aber sagte traurig: »Frau, du weißt, meinem Vater habe ich am Sterbebette unter Tränen versprochen, dieses Kistchen nie in meinem Leben zu öffnen. Lieber will ich elendig zugrunde gehen, als meinen Vater zu betrügen. Zudem wird großes Unglück über uns kommen, wenn ich dieses Versprechen breche.«

Doch in der nächsten Nacht, als die Kinder vor Hunger weinten und die Frau glaubte verdursten zu müssen, stand sie leise auf, als ihr Mann schlief. Nahm das Kistchen aus der Kleidertruhe, ging in die Küche und wollte es erbrechen. Es war aber fest verschlossen, und sie bekam es trotz großer Anstrengungen nicht auf. Über all dem Lärm, den sie veranstaltete, wachte ihr Mann schließlich auf. Er kam in die Küche, sah, was sie versucht hatte. Er nahm ihr das Kistchen aus den Händen und machte ihr bittere Vorwürfe. Die Frau aber sagte: »Mann, siehe doch, wir haben nichts mehr zu verlieren. Wir werden Hungers sterben in unserer verfluchten Einöde. Öffne das Kistchen!« Da weinte der Mann voller Verzweiflung und sagte: »Lieber Vater, verzeih mir, ich weiß keinen anderen Ausweg.« Und sie brachen mit großer Anstrengung das Kistchen, das fest verschlossen war, auf. Sie öffneten behutsam den Deckel und beugten sich über das Kistchen voll banger Erwartung. Da spürten sie plötzlich in ihren Gesichtern einen warmen Hauch, wie ein Stück von einem eingefangenen Frühlingstag. Ansonsten war das Kistchen leer. Sie schauten sich verwundert an und sahen, daß sie noch jung waren. Inzwischen war es über ihrer Beschäftigung Morgen geworden, und die Sonne schien durchs Fenster. Der Mann und die Frau traten vor die Tür, und sie sahen die Blumen in ihrem Garten, und sie hörten hinterm Haus eine Quelle plätschern, und über ihnen im grünen Baum sang ein Vogel sein morgendliches »Schiwipp, schiwipp!« Da kamen die Kinder lachend aus dem Haus. Und alle freuten sich und lebten glücklich bis ans Ende ihrer Tage.

Ich lauf' ihr nach...

Innere – Intensiv:
Es ist vier Uhr morgens. Das volle Neonlicht ist wieder eingeschaltet. Die Nachtschicht versorgt die Patienten. Das unangenehme Geräusch des Schleimabsaugens.
Ich hatte einen Traum. Einen für das Lehrbuch »Traumdeutung für Anfänger«, Freud for beginners.
Ich gehe mit meiner Mutter ins Kino, gegen ihren Widerstand, ich muß sie zu dieser unnützen Geldausgabe überreden. Der Kinosaal steigt steil schräg nach hinten an. Die Leinwand steht irgendwo in der Mitte des Saales, zwischen den Bänken. Wir setzen uns auf die billigen Plätze hinter der Leinwand. Noch bevor die Vorstellung beginnt, will meine Mutter unbedingt raus. Sie verläßt den Saal über einen Seitengang. Ich versuche vergeblich, sie zurückzuhalten, sie geht die Treppe hinunter. Die Platzanweiserin versichert mir, daß man auf diesem Weg nur zu den Toiletten komme, das Kino aber so nicht verlassen könne. Ich nehme mir einen Stuhl und setze mich schadenfroh, aber auch beunruhigt neben den Abgang. Ich warte und warte, aber sie kommt nicht zurück. Besorgt und ängstlich folge ich ihr. Die Treppe führt in einen hohen Gang, fabrikähnlich, Ziegelsteine zwischen Stahlträgern. Ich renne den Gang entlang, Menschen kommen mir entgegen.
Am Ende des Ganges ist eine Eisentür, unverschlossen, ich fluche auf die Platzanweiserin. Laufe hinaus, eine Parkanlage, nein, der Friedhof in H., ganz in der Nähe ist das Grab meines Vaters. Ich verlasse den Friedhof, komme in eine schmale Wohnstraße.
Da! Sie steht vor einem Geschäft, ihr Mund ist zerschunden, sie hat unter der Sache gelitten. Es ist Marion, meine Exehefrau, mit den Kindern. »Warum hast du das gemacht?« frage ich atem- und vollkommen fassungslos.
In meinen Träumen erreiche ich meine Mutter nicht, oder sie läuft mir davon. Ich lauf' ihr nach, mein Leben lang. Atemlos. Ich lauf' Mariechen nach, Marion, Sonja, Lisa, Karin... Mir hängt die Zunge aus dem Hals.

Meine Mutter und meine Ehefrau. Beide haben mich nicht an sich rangelassen, mich nicht gesehen, wie ich bin. Beide hatten ihre Ideale im Kopf: Die eine wollte den sauberen Jungen, die andere den souveränen, politischen und aktiven Mann. Beide waren unfähig, sich mit mir auseinanderzusetzen. Beide haben mich hilflos gemacht. Ich wollte von beiden vorbehaltlos geliebt werden. Ich fühlte mich bei beiden – bei meiner Mutter von dem Tag an, an dem sie merkte, sie ist schwanger, bei meiner Ehefrau etwas später – als ein ungebetener Gast.

Meine Mutter wollte mich nicht, aber als Katholikin hat sie ihre Pflicht erfüllt. Die Ärzte hatten ihr nach der Geburt meines Bruders dringend von einem weiteren Kind abgeraten. Ich kam sehr ungelegen. Wenn's wenigstens ein Mädchen geworden wäre. So undankbar, ungefällig bin ich. »Ein undankbarer, sturer Dickkopf!« sagt Mutti. »Genau wie dein Vater!«

Sie hat mir die komplizierte Geburt, den großen Blutverlust angelastet, mir die Schuld an den vielen notwendigen Leber-Aufbauspritzen gegeben, die sie dann monatelang von Dr. Wesemann bekam, vielleicht hat sie es mir übel genommen, zum strengen Hungerwinter 47/48 zur Welt gekommen zu sein, meinetwegen im Dorf um Gries betteln gehen zu müssen? (Aber sie hat es getan, sagt meine Therapeutin.)

Und dann die viel zu kleine, kalte Wohnung, eine beliebte Zuflucht für frierende Feldmäuse. Ich hab' immer auf sie drauf gepinkelt, wenn sie tot im Zinkeimer schwammen. Bis zu meinem fünften Lebensjahr wohnten wir in dieser schrägen, schlecht isolierten Dachwohnung. Küche mit Propangaskocher, ein Kinder- und das Elternschlafzimmer. Im Kinderschlafzimmer standen zwei Betten, ein Kleiderschrank und ein Kanonenofen. Wasser gab es in der Waschküche. Das Plumpsklo war im Hof. Nicht einmal einen Ausguß gab es in dieser Wohnung. Um an seine Korn- und Vorratskammer zu kommen, mußte der Hauswirt durchs Kinderschlafzimmer. Meine Eltern hatten deshalb Streit mit ihm. Um weiteren Ärger zu vermeiden, ließen sie mich gar nicht mehr draußen auf dem Hof spielen. Ich spielte stundenlang in der Küche mit der Fußbank. Deckte sie mit einem Tuch ab, legte mich davor und stellte Holzstücke in den dunklen Raum, meine Höhle. Schaute durch einen kleinen Spalt in diese Höhle, träumte mich hinein.

Ich bin ein Versehen, ein Betriebsunfall, ein Produkt ihrer katholisch-ehelichen Pflichterfüllung gegenüber dem Spätheimkehrer, meinem Vater. (Ob sie irgendwann einmal mit ihm gevögelt hat ohne schlechtes Gewissen und mit Spaß? Die Vorstellung fällt mir schwer. Trotz Defloration, trotz zweier Kinder ist sie immer ein katholisches Jungmädel geblieben.) Mariechen, so wurde sie von ihren Eltern und auch von ihrem Mann genannt, Mariechen, das katholische Jungmädel erfüllte seine Pflicht. »Maria, unsere Liebe Frau, Magd des Herrn, demütige Hausfrau zu Nazareth, laß mich mein Ideal darin sehen, die Pflicht jedes Tages zu erfüllen« (A. Pereira S. J.).
Geliebt hat sie meinen Vater nicht. In all ihren Erzählungen ist die einzig halbwegs schöne Zeit in ihrem Leben ihre Jungmädchenzeit, mit der Ehe begann die Pflicht, die schwere Zeit, der Zweite Weltkrieg. Und ich war der Sohn meines Vaters, und mein Bruder war ihr Sohn.
Ihre Schwestern hatten ihr gleich abgeraten, diesen Mann zu heiraten. Ich war ganz mein Vater, im Aussehen und im Wesen. »Du bist genauso stur wie dein Vater. Der gleiche Dickkopf.« Sagt Mutti. Doch sie hat ihre Pflicht erfüllt, bei Groß- und bei Klein-Josef.
Wenn ich wenigstens ein Mädchen geworden wäre. Monika sollte ich heißen. Zumindest Maria konnten sie bei dem katholischen Knaben unterbringen: Wolfram Maria.
In der Schule riefen die Kinder »Mariechen« hinter mir her. Lange ließ ich mir das gefallen, dann stürzte ich mich eines Tages mit bleichen Lippen auf Horst, den stärksten Jungen der Klasse, schleifte ihn im Schwitzkasten durch die ganze Schule, bis er mir weinend versprach, nie wieder Mariechen zu mir zu sagen. Meine Eltern waren enttäuscht: »Du solltest ja ein Mädchen werden!« Sie haben es mir oft gesagt. Und mich jahrelang bei jeder Karnevalsfeier als Mädchen verkleidet mit Rock, Perücke mit blonden Zöpfen und Kopftuch: Kindergartenfasching 1952: Wolfram als Rotkäppchen, Kindergartenfasching 1953: Wolfram als Rotkäppchen. Schulfasching 1954: ...

Die bekannte Beziehungslosigkeit

Psycho-Klinik, Samstag, 21.10 Uhr:
Mein Klinikbuch, mein Mutti-Papa-Hochdruck-Buch. Ich werf' es in die Ecke meiner Zelle. Wieso hatte ich eigentlich irgendwann noch Zweifel an meiner Sucht? Es liest sich wie die typische Vorgeschichte zu einer Sucht, die Illustration zu allem, was ich über Sexsucht gelesen habe, wie eine Fallstudie zur Entstehung von Sexsucht. Ich laufe in meinem Zimmer auf und ab.
Das Gefühl, nicht willkommen zu sein, nicht gewollt zu werden, die Angst, verlassen zu werden, sind die ersten prägenden Erfahrungen, die Überzeugung: »Niemand mag mich, so wie ich bin« und der feste Glaube, von Grund auf schlecht und wertlos zu sein, sind die Grundüberzeugungen des Sexsüchtigen, sagt Carnes.
»To know, know, know him, is to love, love, love him«, singen die Teddy Bears. Und ich singe: Wer mich kennt, kann mich nicht lieben. Wer mich liebt, der ist verrückt.
Frauen, die mich lieben, die Interesse an mir zeigen, sinken in meiner Achtung, Frauen, die mich abweisen, an denen habe ich Interesse, denen lauf' ich hinterher.
Rastlose Suche und Beziehungszerstörung gleichzeitig. Während sich hier Ansätze einer vertrauensvollen Beziehung zwischen mir und Karin entwickelten, inszenierte ich mit Sonja mein heimliches sexuelles Abenteuer. Ich überlege, welche Frau ich nach meiner Therapie besuchen, mit welcher ich ins Bett gehen könnte.
Eine meiner Hauptbeschäftigungen: die Pflege von unverbindlichen, oberflächlichen, sexuellen Beziehungen zu Frauen, die möglichst nicht in meiner Nähe wohnen sollten. Mindestens drei gleichzeitig: Anna in Berlin, Marianne in Nürnberg, Ute in Frankfurt. Suche, Sex, Distanz, Abbruch, Bestätigung meines Selbstbildes, neue Suche. Ein Scheißspiel. Ein unüberbrückbarer Gegensatz zwischen meinen Bedürfnissen nach Nähe, Vertrautheit, Intimität und der Unfähigkeit, sie herzustellen. Ich gehe daran kaputt. Ich will Nähe und kann sie nicht ertragen. Ich habe Nähe, und es tut weh. Ich breche ab, und es tut weh.

Ansätze von emotionaler Bindung zerstöre ich systematisch: Ich saß schon mit einem Zettel in der Küche und schrieb mir meine Vorbehalte gegen Ulrike auf. (Nur ihre schwarzseidene Unterwäsche kam in die Positivspalte.) Jede Beziehung in meinem Leben war letztendlich für mich eine Bestätigung meiner Isolierung und meiner Einsamkeit. Ich fühlte mich immer allein, verlassen, unerwünscht. Ich hatte nie einen Erwachsenen, auf den ich hätte zählen können. Die Familie als feindliche Phalanx, als Hungerland und als einzige Hoffnung.

> »Das Kind wächst in dem Glauben auf, daß niemand es bedingungslos akzeptiert. Die anderen sind nicht für es da, es kann ihnen nicht vertrauen, kann sich nicht auf sie verlassen. Das Kind wird der festen Überzeugung sein, daß man für alles seinen Preis bezahlen muß. Nähe bedeutet Verlust von Realität und Integrität, also muß Nähe gemieden werden.«

Schreibt Carnes über den Sexsüchtigen. Ich glaub', der kennt mich und meine Eltern. Ich hatte als Kind, als Jugendlicher, als Erwachsener nie Freunde. »Du bist ein richtiger Einzelgänger«, sagte – ausgerechnet – mein Vater. Ich war während meiner Ehe sehr alleine, allein in einem dunklen Schacht, allein hinter einem unüberwindlichen Zaun.

»Der Pat. wiederholt die seit Kindheit bekannte Beziehungslosigkeit zu Frauen (Mutter)«, schreibt Ruth. Frauen waren für mich immer eine Art Rettungsanker, ich habe sie gebraucht, um mir zu beweisen, daß ich noch lebe. Frauen haben mir – zumindest zeitweise – Selbstbestätigung gegeben. Ich habe Frauen gebraucht, um die schmerzhafte Isolierung ein Stückchen zu durchbrechen, um trotz Selbsthaß und Selbstverachtung zu überleben. Rettungsanker, Schwimmreifen, Schutzbunker, Nest. Ich will zurück in die Fruchtblase. Alle sollen mich bedingungslos lieben und mir nur nach Aufforderung nahekommen.

Frauen: Trost und Erlösung, Jugend und Schönheit, Beseitigung aller Defizite, Tor zu Glückseligkeit, Ziel aller Sehnsüchte. Manchmal schau' ich einer auf der Straße nach und meine, vor schmerzhafter Sehnsucht zu vergehen. Aber eine war mir immer zu viel, hundert waren mir zu wenig. Ich wollte den weichen Mama-Mösen-Schutz und mußte mich mit einer ganzen Frau abgeben.

Ich habe ohne wirkliche Anteilnahme eine »Strecke« von Opfern zurückgelassen. Nur wenn mich eine Frau verlassen hat, war ich tief getroffen. Selbstsüchtig wie ein Fetus. Ich will sie wegstoßen, treten: Und sie muß immer wiederkommen. Keine Frau treibt ab, weil ihr Fetus sie tritt.

Theresa

Wärmender Ofen,
Schutzschild, Splittergraben.
Pannendienst, hilfreicher.
Trösterin und allzeit fröhliche Verwöhnerin.
Sehnsucht nach Liebe, bedingungslos.
Nach Aufgehobensein. –
Aber ohne Forderungen,
ohne Pflichten, ohne Kosten, bitte.
Umtausch mit dem Kassenbon.

Man haßt das, was man dringend braucht, wovon man abhängig ist. Ich brauche Frauen und verachte sie. Ich bestrafe alle Frauen – und mich selbst –, weil sich mir die erste Frau nur mit dem Waschlappen genähert hat.
»Wiederholung der seit Kindheit bekannten Beziehungslosigkeit zu Frauen«: Schon als Junge, als meine Mitschüler noch Baumburgen im Grüngürtel bauten, war ich an Mädchen interessiert. Mädchen waren für mich immer faszinierend fremde Wesen, waren die unerreichbaren Ziele meiner Sehnsucht, meiner Phantasien. Bloß in der Realität lief nichts. Dafür habe ich viel zur Jungfrau Maria gebetet: »Ich weihe mich dir, der reinsten Jungfrau. Unter deinem Banner will ich mutig kämpfen für die Reinheit und Unschuld im eigenen Herzen und im öffentlichen Leben.«
Ich hatte keine Freundin, war siebzehn, als mich das erste Mal ein Mädchen küßte. Doch als Doris bei der Silvesterfeier mir ihre Zunge in den Mund steckte, war ich erschrocken, und sie sank stark in meiner Achtung. Und beim ersten Versuch mit einer Frau zu schlafen, war ich einundzwanzig Jahre alt. Es war eine Hure in der Braunschweiger Bruchstraße.

Für mich gab es immer nur die reine Jungfrau, die verehrungswürdige Mutter und die faszinierende Hure, die Inkarnation der Sünde. Als ich mit dreizehn las, daß Kinder durch die »liebevolle körperliche Vereinigung von Mann und Frau« entstehen, war ich mir über eines ganz sicher: Mag sein, daß andere Eltern es so gemacht haben, meine ganz gewiß nicht. Es muß noch eine andere Möglichkeit geben: Conceptio immaculata. (Im Grunde kann ich es mir bis heute nicht vorstellen, daß meine Mutter jemals mit einem Mann gevögelt haben soll.) Beziehungslosigkeit: Im Panzer ist Offenheit unmöglich, im Schützengraben liebt es sich schlecht, im tiefen Schacht liegt man allein. Sehnsucht und Verachtung, Bedürfnis und Distanz. Deshalb bin ich ein Mann mit dem ewig suchenden Blick. Allein seit ich von meiner Ehefrau getrennt lebe, war ich mit über dreißig Frauen im Bett, die unzähligen Prostituierten nicht mitgezählt. Immer rastlos auf der Suche nach Wärme, nach Therapie, Selbstbestätigung. Rastlos auf der Suche nach mir selbst. Rastlos auf der Jagd nach Liebe. Ich liebe die Frauen und kann doch keine einzige lieben. Frauen sollen mich aus meinem Elend erlösen, Frauen sollen mir meine Stärke, meine Männlichkeit beweisen, Frauen sollen meine Defizite ausgleichen, mich Unvollständigen vollständig machen, mich Frierenden warmhalten, mir meinen Lebenssinn geben.
Mann werden, ich selbst werden, die falschen Göttinnen vertreiben. Ich heb' mein »Schwarzbuch« wieder auf, lege mich aufs Bett und lese weiter. Über Marion, eine meiner Göttinnen.

Neu verliebt

Marion hat mich besucht. Sechs Jahre sind wir schon getrennt, aber Abschied habe ich immer noch nicht von ihr genommen. Verstrickt. »Sie konnten zunander nicht finden; sie konnten voneinander nicht lassen«, wird auf unserem Doppelgrabstein stehen. Sie hat mir einen Adventskalender mitgebracht, den Hanna in der Schule gebastelt hat. Und von Max eine Karte, auf der mit krakeliger Kinderschrift steht: »Gute Besserung für meinen lieben Papa!« Ich weine, ich freu' mich über deinen Besuch, Marion, Mutter meiner Kinder, zweitwichtigste Frau in meinem Leben.
In den ersten Wochen unserer Trennung hatte ich Angst vor meinem möblierten Zimmer (Eiche-Furnier) und bin mit dem Auto stundenlang um ihre Wohnung gekreist.
Jetzt war es dunkel in ihrem Zimmer. Vor einer halben Stunde brannte noch Licht. Wahrscheinlich hat sie im Bett gelesen. In einem Frauenbuch: Alleinleben als Chance. Oder sie liest wieder in dem Buch, das am letzten Samstag demonstrativ aufgeschlagen auf dem Teppich lag: »Väter als Täter«. Sie liest es, seitdem die Kinder regelmäßig an den Wochenenden bei mir übernachten. Zweites Kapitel: »Mögliche Alarmsignale«.
Ich hatte vorhin angehalten, überlegt, ob ich klingeln sollte. Das heißt, ich habe den Wunsch mühsam unterdrückt. Dann bin ich weitergefahren in engeren und weiteren Kreisen um ihre Wohnung, um unsere ehemals gemeinsame Wohnung. Plötzlich war ein Auto hinter mir. Zivilstreife, ich mußte blasen.
Es ist alles nicht wahr, nur ein schlechter Traum. Wenn ich schlecht geträumt hatte, durfte ich manchmal für ein paar Minuten auf die »Besuchsritze« zwischen Mutti und Papa.
Morgen wird sie mich anrufen. Mir sagen, daß sie Luft, Distanz brauchte. Aber an eine dauerhafte Trennung habe sie nie gedacht. Oder sie sagt: »Ich habe an dir gezweifelt, aber dein Leiden zeigt mir, daß du mich brauchst. Laß uns einen neuen Anfang machen.« Das wird sie sicher nicht sagen, blöder Hund, alles Unsinn, du selbstmitleidiger Typ.

Es hatte angefangen zu regnen, die Scheiben waren beschlagen. Ich fuhr auf die Autobahn. Jetzt konnte ich wenigstens mal Gas geben. Gas geben befreit. Ich brauche einen Mercedes 190 oder einen Golf GTI. Scheiße, überall Geschwindigkeitsbegrenzungen. Gleich kommt die Stelle, wo die Eisenbahnbrücke so schön in den Seitenstreifen ragt. Hier mit hundertsechzig dagegen, vorher abschnallen und den Reservekanister ausleeren, vielleicht kurz vor dem Aufprall anzünden. Nein, meine Lebensversicherung zahlt zwar bei Suizid, aber nicht bei Unfall. Sie kriegt dann vielleicht das Geld nicht. Besser meine Betablocker. Und das Auto bleibt heil, sie kann es dann fahren. Ihres hält nicht mehr lange. Nein, ich wollte mich ja anders umbringen. Eine Thailandreise buchen, vierzehn Tage mit zierlichen Thaimädchen vögeln. Dann eine nächtliche Bootsfahrt im Golf von Siam, viel Alkohol und ein besonders anhängliches, knabenhaftes Schlitzmädchen. Dann, in einem unbemerkten Augenblick, ziehe ich mir meine Alex-Sportbleiweste für Kraftsportler an, sehe den Mond im silbrigen Wasser und gehe über Bord.
Nein, nein, du Blödmann, ich bring' nicht mich, sondern sie um. Ich renne ihr das Brotmesser zwischen die Rippen, das wird mir guttun. Bis zum Heft, dann umdrehen. Nein, ich werde es nicht tun, beides nicht. Ich bin wehleidig und feige. Mein Vater war auch so ein hilfloser Leisetreter, der sich immer alles hat gefallen lassen. Bei der nächsten Ausfahrt fuhr ich wieder ab. Langsam zurück in ihre Straße. Es war gleich halb zwei.
Mir fiel der Traum der letzten Nacht ein. Ich sehe die Menschen unter den Bäumen. Ich schreie, aber meine Stimme versagt. Nur ein leises Krächzen bringe ich heraus. Ich rüttele am Zaun. Sie müssen mich doch sehen, sie müssen mich doch hören. Sie kommen näher. Sie lachen, sie feiern irgend etwas, sie umarmen einander. Ich rüttle wild an der Tür, schlage gegen die Pfosten. In der Nähe bleibt ein Pärchen stehen, in einen Kuß versunken, er faßt ihr an den Arsch, sie wehrt sich, schlägt ihn im Spaß. Ich schlage meinen Kopf an die Stangen. Krächze, gestikuliere, laufe nackt und frierend auf und ab. Aber niemand bemerkt mich.
Ich schlucke, doch der Druck im Hals will nicht weichen. Irgendwann werde ich mich an ihr rächen. Wie gern würde ich sie einmal verzweifelt weinen, winseln sehen. Ich werde eine Briefserie

vorbereiten. Kurze Briefe, ausgewogen in der Zusammenstellung, ein Wechselbad, das sie nicht zur Ruhe kommen läßt. Der erste Brief voller Verzweiflung und Schmerz, dann einer mit einer heftigen Liebesbeteuerung, dann einer mit Selbstmorddrohungen, dann ein konstruktiv-sachlicher. Dann in Variation von vorn. Alle werden vorbereitet, ich schreibe in den nächsten Tagen vierzig Stück. Werde sie in regelmäßigen Abständen damit bombardieren. Nach ihrer jeweiligen Reaktion variieren. – Aber wahrscheinlich wirft sie alle Briefe nach dem zweiten oder dritten ungelesen in den Papierkorb.
Jetzt brennt Licht in ihrem Zimmer. Es ist zehn vor zwei. Wieso schläft sie nicht, sie muß morgen doch um sechs Uhr aufstehen? Wahrscheinlich ist eines der Kinder aufgewacht und weint. Hat schlecht geträumt oder muß pinkeln. Ich schaue hinauf. Vielleicht sieht sie aus dem Fenster, sieht meinen Wagen, kommt herunter und sagt: »Ich kann nicht schlafen, komm mit hoch.« Und nimmt meine Hand. Das Licht ist wieder aus.
Ich wär' ja sowieso nicht mitgegangen. Ich schlage den Kopf gegen das Lenkrad. Und fahre noch eine Runde. Seit einer Woche schon fahre ich jede Nacht.
Meine Lähmungen, meine Puffbesuche, unsere Unfähigkeit zu reden, unsere Konfliktunfähigkeit: Es war eine Behindertenehe, zwei emotional Behinderte, 80%-Behinderung, taubstumm und gelähmt. Vier Jahre bin ich nach der Trennung hinter ihr hergelaufen, war davon überzeugt, ich würde sie lieben. Immer wieder bin ich auf einen Betonklotz aufgelaufen, habe mir ständig eine blutige Schnauze geholt, habe mein gesamtes Wohlbefinden von ihrem Wohlwollen abhängig gemacht, habe nicht mein Leben gelebt. Meine schönsten Erlebnisse waren ein freundlicher Blick von ihr oder – o wunderschöner Höhepunkt – ihre Hand für einen Augenblick auf meinem Arm. Vier Jahre habe ich gelitten. Geschickt arrangiert, damit das Leiden nicht so schnell aufhört. Die Trennung hat mich beinahe umgebracht: Angst vor dem Alleinsein, Scham über mein »Versagen«, Panik vor dem Verlust der Familie, Angst vor dem Verlust meiner Kinder, vor dem Verlust des Sinns, der Aufgabe, vor dem Verlust meines Rahmens, meines Halts, meiner Rolle als Ehemann und Vater, Angst vor der Selbständigkeit. Plötzlich war ich auf mich selbst verwiesen,

mußte allein für mich sorgen, mir meine Bekannten alleine suchen, allein nach dem Weg fragen, allein Verantwortung tragen, mein Rahmen, mein Blindenstock war zerbrochen. Nackt und bloß stand ich plötzlich da: Angst, Schmerz, Panik. Allein – und allein scheinbar nicht überlebensfähig. Und eine ungeheure Verletzung: Diese Frau kommt ohne mich ganz gut aus. Einen Tag nach meinem Auszug, ich überlege mir, wie ich mich umbringe, ruft sie mich an: Ich soll möglichst bald meinen Schreibtisch abholen; sie hat sich ein neues Möbelarrangement überlegt.
Ich: ein Ausgeschlossener, ein Ausgestoßener. Alle drei wohnten in unserer Wohnung, alle Möbel, alle Bücher, alles hatte ich dortgelassen. »... und raus bist du!«
Im Juni '87 kamen wir uns wieder näher. Mein Druck hatte nachgelassen. Es war der Monat, in dem Hanna feststellte: »Ihr seid ja neu verliebt.«

I only have eyes for you

1.6.: Ich bin sehr unruhig und habe in den letzten Nächten schlecht geschlafen. Die Kinder sind seit einer Woche bei mir. Ich fühlte mich eingeschränkt und sehr nervös.
Gestern abend kam Marion aus dem Urlaub zurück, ich habe sie mit unseren beiden Süßen zusammen vom Flughafen abgeholt. Habe mich – trotz allem – sehr auf sie gefreut. Die Kinder entdeckten sie am Gepäckband. Als ich sie in einiger Entfernung im Sicherheitsbereich hinterm Panzerglas stehen sah, hatte ich ein sehr warmes Gefühl für sie. Sie begrüßte ausführlich die Kinder, gab mir die Hand. Wir fuhren zu ihr und verbrachten einen harmonischen Familienabend zusammen. Sie erzählt von Ambilakia, den Bauern mit Mauleseln, den Melonenverkäufern, vom Papas, dem schwarzen Mann. Wir bringen zusammen Hanna und Max ins Bett. Sitzen noch lange auf ihrer Terrasse. Ich verabrede mich mit ihr für den nächsten Sonntag. Zum Abschied umfaßt sie zärtlich meinen Arm. Mir geht es wieder besser.
2.6.: Mir fiel ein, daß ich mich am Sonntag eigentlich mit Moni treffen wollte. Ich war heute kurz in der Mittagspause bei ihr und habe ihr abgesagt. »Wenn deine Ehefrau sich meldet, bin ich abgeschrieben«, sagte sie bitter. Ich wollte sofort weg. Sie umklammerte mich beim Abschied. Ich wollte nicht mit ihr schlafen. Sie faßte mich bettelnd an. Ich hasse das und hatte sofort eine Erektion. Es lief automatisch ab wie immer: Mit Abneigung, gegen meinen Willen, mit Haß vögele ich mit ihr. Ich halte sie fest, so daß sie sich nicht mehr bewegen kann. Drehe sie auf die Seite. Bin sehr grob zu ihr. Mich macht die Mischung von Haß und Sex immer geiler. Drehe ihr die Hände auf den Rücken und ficke sie hemmungslos mit hart erigiertem Schwanz, habe einen Orgasmus, der mich fast besinnungslos macht. Wieder zu Atem gekommen, fahre ich ganz schnell weg. Sie muß zurück in ihre Praxis.
4.6.: Seit Marions Rückkehr aus Griechenland bin ich wieder total auf sie fixiert, laufe ihr nach, bettele um ihre Gunstbeweise.

Ich schenke ihr eine LP, Lester Bowies »I only have eyes for you«. Wir gehen mit unseren Kindern auf eine Feier. Sie fühlt sich bedrängt, durch meine Erwartungen unter Druck gesetzt. Sie geht, ohne mir etwas zu sagen. Ich fahre total frustriert nach Hause. Als die Kinder im Bett sind, fahre ich in den Puff: Mit der braunen Holländerin mache ich eine schnelle Nummer. Fahre sofort wieder nach Hause. Die Kinder schlafen fest.

7.6.: Moni ruft mich jeden Tag an: »Ich möchte mich mit dir verabreden.« Fühle mich in die Enge getrieben. Jedesmal, wenn ich mit ihr gevögelt habe, macht sie sich neue Hoffnungen. Ich muß diese Situation klären.

8.6.: Mit Marion einen schönen Abend verbracht. Wir haben uns ruhig und entspannt unterhalten. »Du umwirbst mich so«, sagt sie. Sie erzählt mir von ihren Sommer-Urlaubsplänen: Sie will wieder nach Griechenland. Sie hat in den letzten Monaten ein bißchen Griechisch gelernt. Ich setze alle meine Hoffnungen auf sie. »Erlöse mich aus meinem Elend.«

Ich mache ihr den Vorschlag, erstmals seit vier Jahren wieder einen Sommerurlaub zusammen zu verbringen. Sie schaut mich leicht spöttisch und sehr skeptisch an. Das ist ihr zu viel. Aber sehr entsetzt wehrt sie diesen Vorschlag nicht ab, das macht mir Mut. Ich glaube, ich habe mich frisch in sie verliebt.

9.6.: Meine Arbeit erledige ich, mehr nicht. Ich unterbreite Marion meine neuen Pläne: sie nach meiner lang geplanten Radtour in Griechenland zu treffen und nur die restlichen zwei Wochen mit ihr zu verbringen. Sie willigt unter Vorbehalten ein. Fahre in euphorischer Stimmung nach Hause.

10.6.: Heute kam ein Einschreibbrief: Wir haben am 19. Juni um 11 Uhr beim Amtsgericht Schöneberg unseren Scheidungstermin. Fühle mich allein und onaniere.

12.6.: War bei Marion und den Kindern. Wir reden über unseren Scheidungstermin und unsere Erwartungen an einen gemeinsamen Urlaub. Sie fühlt sich einerseits eingeengt, andererseits freut sie sich darauf, ist neugierig auf diesen neuen Versuch. Ich glaube, sie setzt große Hoffnungen auf unsere »Wiederannäherung«.

Ich plane eine Fahrradtour ins Burgenland. Von Villach bis Thessaloniki werde ich dann mit dem Zug fahren und dort am Weißen Turm Marion und die Kinder treffen.

Die Situation tut mir sehr gut, ich freu' mich auf unseren gemeinsamen Urlaub. Kann es kaum erwarten. Denke viel an Marion.
19.6.: Ich habe mir für heute freigenommen. Bin doch ein bißchen aufgeregt und finde keinen Parkplatz.
Um kurz vor 11 Uhr kam ich atemlos vorm Zimmer 211 des Familiengerichts an. Marion saß schon in ihrem Sonntagskostüm auf der Wartebank. Spannend wurde es, weil Horst, unser Anwalt, nicht auftauchte. Gerade als der Amtsrichter den Termin absagen wollte, kam er. Stau auf der Stadtautobahn. Nach knapp zehn Minuten, Horst referiert die Fakten, die sich der Richter von uns bestätigen läßt, wurde das Urteil gefällt: Die am 28.9.1977 geschlossene Ehe wird geschieden. »Nach der Anhörung der Parteien leben beide seit Mai 1982, also immerhin mehr als vier Jahre, voneinander getrennt. Deshalb wird unwiderlegbar vermutet, daß die Ehe gescheitert ist.« Gemeinsames Sorgerecht für unsere Kinder, wegen Geringfügigkeit kein Versorgungsausgleich.
Ich hole Hanna aus der Schule ab, Marion holt Max aus dem Kindergarten. Wir fahren in ein koreanisches Lokal, essen eine sehr gute Reistafel. Die Kinder freuen sich. Spaziergang im Volkspark Rehberge. Kaffeetrinken bei mir. Wir stoßen mit einer Flasche Sekt auf unsere Scheidung an. Jahrelang habe ich unter der Trennung gelitten, der Gedanke an eine Scheidung war immer sehr schmerzlich. Jetzt macht es mir nichts aus. Ich bin neu in meine Exfrau verliebt.
Marion erkundigt sich nach meinem Verhältnis zu Moni. »Du machst ihr das Leben kaputt«, sagt sie.
20./21.6.: Ich fahre nach Düsseldorf. Meine ehemalige Kollegin Gaby und ihr Mann Hans haben mich eingeladen. Ich fühle mich unwohl unter den vielen unbekannten Menschen. Ich esse viel, betrinke mich, tanze. Plötzlich entdecke ich meine alte Liebe Ute. Ich finde sie immer noch sehr schön. Tanze mit ihr, fasse sie an. Sie unterhält sich lange mit Axel, einem Kunstprofessor. Alle meine Phantasien zerplatzen. Ich trinke Wein. Sehe mich nach einer anderen Frau um. Um drei Uhr bricht Ute auf. Beim Abschied fragt sie mich zu meiner Überraschung, ob ich mit ihr zu ihr kommen will. Sie hat eine sehr gepflegt und teuer eingerichtete Wohnung. Wir trinken noch etwas, schmusen ein bißchen,

gehen ins Bett. Sie hat einen sehr schönen runden Arsch. Ich sehe ihre dunklen Augen, sie ist sehr sanft, sehr schön. Schön und sehr weiblich und mütterlich. Ich kriege keinen hoch. Sie ist ein bißchen frustriert. Reibt sich an meinem Oberschenkel bis zum Orgasmus. Wir schlafen wenig. Gegen Mittag fahren wir zurück zu Gaby und Hans. Frühstücken auf einem Rheinschiff-Restaurant. Mir geht es sehr gut. Bin sehr unterhaltsam. Spaziergang. Ich will eigentlich zurückfahren, doch Ute lädt mich zum Mittagssschlaf ein. Ich rufe Marion an und sage ihr, daß ich erst am nächsten Tag komme. Sie ist sehr ungehalten, weil ich ihr zugesagt hatte, die Kinder am Abend zu mir zu nehmen. Ich hänge grußlos ein.

Ute hat Präservative besorgt. Unnötigerweise: Ich kriege wieder keinen hoch. Es ist trotzdem schön. Am nächsten Morgen fahre ich früh ab. Unterwegs halte ich immer wieder meine Hände an die Nase: Sie riechen noch sehr angenehm nach Utes Möse. Habe ein schönes Körpergefühl.

22.6.: Abends Gespräch mit Moni: die zweiunddreißigste Beendigung unseres Verhältnisses. Ich meine es diesmal ganz ernst. Ich will nicht mehr, daß sie sich vor mir erniedrigt. Als ich im Auto sitze, bin ich erleichtert, daß unser Abbruch nicht mit einem Haß-Schnellfick auf dem Küchentisch endete.

23.6.: Liege mit Fieber im Bett. Schüttelfrost und Durchfall. Denke an meine Puffbesuche und habe Angst. Rufe Moni an, sie kommt sofort. Spritzt mir ein Mittel zur Normalisierung meiner Magen-Darm-Motorik und verabreicht mir ein Anti-Diarrhöe-Mittel. Telefoniere lange mit Ute. Habe die Nacht – trotz meiner Erektionsprobleme – in sehr angenehmer Erinnerung. Will sie demnächst noch einmal besuchen.

24.6.: Komme wieder auf die Beine, bin noch sehr schwach und fahre bei Marion vorbei. Sie ist noch ein bißchen sauer. Sie war beim Frisör, ihre Frisur gefällt mir nicht. Mir wird ganz klar, das ist nicht die Frau, die ich brauche, nicht die Frau, auf die ich scharf bin. Ich liebe diese Frau nicht und habe sie nie geliebt. Bin sehr wortkarg und sehne mich nach Ute.

25.6.: Ich habe schon wieder die Scheißerei, und wie immer in der letzten Zeit, wenn ich krank war, kommen mir Gedanken, HIV-positiv zu sein. Ich muß unbedingt einen Test machen lassen.

26.6.: Mir geht es wieder besser. Sabine K. hat heute angerufen. Sie hat eine neue Wohnung und mich zur Besichtigung eingeladen. Ich fahre gleich bei ihr vorbei. Sie führt mich durch ihre Wohnung. Ich fass' ihr an den Arsch. Sie zieht sich aus. Sie ist sehr weiß und dick. Es macht mir keinen Spaß, sie anzuschauen. Wir vögeln auf ihrer neuen Ikea-Couch. Aber es ist nicht gut, es geht sehr schnell bei mir. Sabine hat ein schlechtes Gewissen, sie hat eine neue Liebe.
27.6.: Seit Wochen der erste Sonnentag. Beim Pfarrfest mache ich mit Hanne einen Stand unserer Friedensinitiative. Hanne ist mit ihrer Freundin Elisabeth gekommen. Eine sehr hübsche, dunkelhaarige, sympathische Frau. Wir stehen eng zusammen hinter dem Stand, verkaufen Kaffee, berühren uns zwangsläufig. Hanne, die biedere Katholikin und Mutter zweier Töchter, schaut mich oft mit ihren großen Augen sehnsuchtsvoll an. Sie hat schon lange Interesse an mir. Ich schaue Elisabeth an. Eine Frau, die ich nicht kenne. Eine Frau, in die ich mich gut verlieben könnte. Als Hanne neues Kaffeewasser holt, lade ich sie ein. Sie ist irritiert, sagt aber zu. Wir verabreden uns für Mittwoch.
Abends um halb zehn rief Marion an. Ich solle ihr ein Glas hinstellen, sie komme noch vorbei. Wir haben uns unterhalten, ein bißchen geschmust. Ich streichele ihren kleinen Busen. Bleiben wollte sie nicht. Die Kinder waren allein zu Haus. Sie wollte wissen, ob ich in D. mit Ute geschlafen habe. Als ich es bejahte, sagte sie, daß sie sehr vorsichtig und auf der Hut vor mir sei. Sie wolle nicht eine Frau unter mehreren anderen sein. Ich bin ganz froh, als sie wieder fährt. Bin verärgert, weiß nichts mit mir anzufangen und denke an die schöne Elisabeth.
29.6.: Samstag. Ich treffe mich mit Marion und den Kindern bei einem Stadtteilsportfest für Kinder. Hanna und Max nehmen daran teil.
Marion und ich sitzen auf einer Wiese und unterhalten uns. Als ich sie anfassen will, wehrt sie mich ab. Ich sage ihr, daß ich von ihrer verkrampften Distanz und Vorsichtigkeit mir gegenüber frustriert bin. Dazu keine Lust mehr hätte. Sie meinte, ich könne ohne weiteres aus unseren gemeinsamen Urlaubsplänen wieder aussteigen. Und fuhr mit dem Fahrrad nach Hause.
Als ich nach dem Sportfest mit den Kindern zu ihr komme, liegt

sie im Bett und weint. Sie will Hannas Urkunde nicht sehen. Ich schicke die Kinder zu den Nachbarn. Lege mich zu ihr. Streichele sie. Sage ihr, daß die Situation für mich sehr schwierig und unklar sei. Sie wendet mir den Rücken zu. Dreht sich nicht um. Ich ziehe mich aus. Sie läßt sich widerstandslos die Hose ausziehen. Sie ist ganz naß und bewegt sich nicht. Ich vögele mit ihr. Das erste Mal seit vier Jahren. Es ist sehr erregend. Ganz bekannt und zugleich sehr fremd. Sie fühlt sich anders an als früher. Sie dreht sich nicht um. Aber sie hört auf zu weinen. »Vielleicht war das gut so«, sagt sie nachher. Ich verabschiede mich.
Fahre nach Hause, weiß nicht, ob ich zufrieden bin. Das Telefon klingelt: Elisabeth sagt mir ab. Ein dumpfer Schmerz. Ich fühle mich ganz tief getroffen, mir geht es beschissen.
Ich rufe Ute an. Sage ihr, daß ich gern vorbeikommen möchte. Sie ist einverstanden. Hat noch nichts vor. Ich reiße das Autoradio auf und fahre – alle Geschwindigkeitsbeschränkungen mißachtend – zu ihr. Gut fünf Stunden später bin ich in D. Ute hat ein Fahrrad für mich besorgt. Wir fahren zu einem schönen Gartenlokal. Essen gut. Trinken viel. Es ist eine schöne Sommernacht. Am Nebentisch sitzt eine Frau. Sie hat einen ungewöhnlich muskulösen Rücken. Ich schaue sie fasziniert an.
Wir fahren am Rhein entlang zurück. Machen eine Wettfahrt. Pause auf einer Bank am Wasser. Ute ist beschwipst. Sie macht mir die Hose auf, setzt sich auf mich. Es wird schon langsam hell. Spaziergänger gehen an uns vorbei. Wir vögeln auf der Parkbank. Ute lacht laut.
30.6.: Am Sonntag fahre ich zurück. Besuche abends Marion: Wir sprechen über unsere Beziehung, unseren Sommerurlaub, über Aids. Sie hat vergeblich versucht, mich telefonisch zu erreichen. Erzähle ihr nichts von meinem Ausflug nach D. Wir gehen zusammen ins Bett. Morgens kurz nach sechs, bevor die Kinder aufwachen, verlasse ich das Haus. Ich fühle mich müde und leer. Bei der Arbeit denke ich an Elisabeth. Moni ruft an, sie will heut abend mit mir reden. Ich weiß, wie es enden wird.
Ich freue mich auf meine Fahrradtour.

Ich mache eine sportliche Tour: Hof, Nürnberg, Linz, Wien, Graz. Fahre schnell, jeden Tag hundertfünfzig Kilometer mit Gepäck.

Donnerstag um 12 Uhr bin ich mit Marion in Thessaloniki verabredet. Radle über Zagreb bis Slavanski Brod. Gebe dort mein Fahrrad auf, steige in die Bahn, fahre über Belgrad bis Saloniki. Bin sehr aufgeregt. Treffe Marion mit den Kindern zwei Stunden vor dem verabredeten Termin am Weißen Turm von Saloniki. – Ein paar Tage am Strand von Thassos, zehn Tage im schönen Bergdorf Ambilakia.
Eine kleine Wohnung direkt an der Platia. Wir essen Lamm und Brot. Das ganze Dorf versammelt sich. Der Dorfpolizist trinkt Rotwein am Nebentisch. Der junge Papas mit dem stechenden Blick läuft unruhig herum. Musik dröhnt aus den Lautsprechern. Der Kioskbesitzer öffnet seine Bude. Am Rande der Platia sitzen die Frauen und Mädchen. Rotweinschwer gehen wir zu Bett, lieben uns. Die Musik, das Stimmengewirr vor unserem Fenster: Ich fühle mich geborgen. Frühstück im Café Neion: Feta mit Olivenöl und Brot. Die schwarzgekleideten Frauen tragen große Backformen zum Bäcker oberhalb des Platzes. Der Bäcker hat Löcher in den Fenstern, damit er mit dem Ofenschieber in seiner kleinen Backstube hantieren kann. Alle reden, alle sind geschäftig, alle haben Zeit. Erinnerungen an Heinrich Manns »Kleine Stadt«. Ein langer Mittagsschlaf mit Marion. Sie liegt in meinem Armen. »Alles stimmt. Ich bin glücklich«, sagt sie mir. Die Kinder schlafen friedlich nebenan. Rundum schöne Urlaubstage.
– Zurück in B. ist alles vorbei. Jahrelang hatte ich gelitten, jahrelang hatte ich mir wieder eine Beziehung zu Marion gewünscht. Jetzt gehe ich auf Distanz. Noch in der ersten Woche vögele ich mit Ute, mit Anne und mit Marianne. Stehe neben mir und bin über mich selbst erschrocken.
Waren meine Rachebedürfnisse gestillt? Habe ich meinen verletzten Stolz, meine Angst vor dem Alleinsein, meine Panik vor dem Verlust der Familie mit Liebe verwechselt? Vielleicht wollte ich mit ihrem Ja das Gefühl des Versagens als Ehemann und Vater tilgen. Vielleicht war es eine Probe: Sie soll mich auch jetzt noch, nach drei Nächten mit drei verschiedenen Frauen, lieben. Vielleicht war mein Rückzug auch schlicht die Angst vor einer Neuauflage unserer alten Beziehung: Alles geht von vorne los.
Vielleicht habe ich sie nie geliebt. Bewundert habe ich sie aber immer. Sie war schlau, stark, ironisch, politisch aktiv, groß,

schlank, blond, Tochter aus gutem Hause. Aber Bewunderung ist keine Liebe.
Gefühlsmäßig wußte ich es am dritten Tag, aber ich habe nicht auf den Bauch, sondern auf meinen Kopf gehört. Bewunderung verträgt sich nicht mit Offenheit, Vertrauen, mit Schwachsein, Sichfallenlassen. Ich habe diese bewundernswerte Frau mit meinem dreckigen Sex weitgehend verschont. Ich lebte mit ihr zusammen und war ganz weit weg. Ich habe sie nie wirklich zu meiner Frau gemacht.
Sie war stark, dominant, hat den Alltag organisiert. Sie hat für mich gesorgt. Nur gewaschen habe ich mich jetzt alleine. Und Mutti durfte ich ja auch nicht meinen Schwanz ans Knie drücken. Von ihrer Stärke habe ich nichts abgekriegt. Ihre Stärke hat mich hilflos und unzufrieden gemacht. Sie war die schützende Mauer, am Ende einer Sackgasse. Die Fata Morgana in der Wüste. Wo war die weiche Mama-Wärme, die tröstende Hand auf meinem Kopf? Das Nest, das ich brauchte, der Mantel Marias?
Tief verletzt zieht Marion sich zurück. Das tut mir weh. Ich bemühe mich wieder um sie. Verzweifelt. Kopfschüttelnd stehe ich neben mir. Ja, ich liebe sie. Ich habe sie geliebt. Ich werde sie immer lieben.

Beinamputierter Waldläufer

Psycho-Klinik, Samstag, 22.00 Uhr.
Ich lese mein Klinikbuch mit Scham. Was habe ich nur gemacht? Marion, du warst mit einem beziehungsgestörten, sexsüchtigen Mann verheiratet. Die psychiatrischen Fachdiagnosen lauten: »Schwere Charakterstörung mit promiskuitivem Suchtverhalten; schwere Beziehungsstörung; Depressionen; Suizidalität; narzißtische Persönlichkeitsstörung und Eßstörung.« Ich hab' es schriftlich. Du hättest die warmherzigste, anschmiegsamste und vollbusigste Frau unter der Sonne sein können: Mit mir hattest du keine Chance. Man kann mit einem beidseitig Beinamputierten eher einen Waldlauf machen, als mit einem Sexsüchtigen eine Ehe führen. In meiner rastlosen Suche konntest du mir kein Halt sein. Auch du kannst einen Pudding nicht an die Wand nageln.
Ich habe dir viel Schuld und Verantwortung zugeschoben, ich habe dich permanent belogen. Ich war mißtrauisch, ängstlich dir gegenüber, war grenzenlos selbstsüchtig, ausbeuterisch. Ich habe deine Gesundheit gefährdet, dich gedemütigt. Ich habe dich absurd überfordert: Ich wollte die bedingungslose Liebe, die ich von meiner Mutter nicht bekommen habe, war aber völlig unfähig, das, was du mir gegeben hast, anzunehmen. Ich war unfähig, dir auch nur ein bißchen zu geben. Ich will eine strenge Mami, an deren Busen ich mich verkrieche, eine anorektische Kindfrau, die ich väterlich beschütze, eine selbstbewußte Partnerin, die mich intellektuell anregt, und ein scharfes Luder, das mich jeden Tag aufs neue anmacht. Und das alles in einer Frau, einer Frau, die meine unendliche Bedürftigkeit stillt, die mir viel Platz läßt, die schön und klug ist und mein Selbstbewußtsein stärkt. Ich lass' mir keine Chance. In meinem Seelenbunker konntest du mich nicht erreichen. »Der Patient ist weit von sich entfernt.« Ehen von Sexsüchtigen zeichnen sich »durch ein Defizit an Vertrauen, Intimität, Sensibilität und sexueller Erfüllung aus« (Carnes).

Männerstation »Josef«

Man hat mich auf die Männerstation verlegt. (Ich vermisse ein bißchen die Intensivstation.) Station »Josef«, Zimmer 12. Josef, der brave Dulder. Mein Vater hieß auch Josef.
Mein Bett wird gemacht. Man sagt mir, was ich zu tun habe. Nichts brauche ich selbständig zu entscheiden. Alles ist so wohlgeordnet. Und sauber. Wie eine gut organisierte Gruppenreise. Patient zu sein ist sehr angenehm. »Der Kranke entzieht sich für die Dauer seines Krankseins gewissen sozialen Zwängen.« Hier wird mir alles abgenommen. Es gibt keinen Druck, keine quälende Selbständigkeit.
Als ich mit zehn Jahren das erste Mal allein von zu Hause wegfuhr, geriet alles sehr in Unordnung. Ich brachte in meinem Trancezustand als Ministrant die feierlichsten Pontifikalämter durcheinander, ich kriegte nicht mit, wenn alle aufstanden. Nach der zweiten Katastrophe wurde ich nicht mehr eingesetzt. Ich lief laut heulend durch den Ort und hatte Heimweh, ich verjubelte mein Geld beim Karussellfahren und für Eis, ich stürzte aus der Scheune und holte mir ein blaues Auge, ich verbummelte meine Bettwäsche, ich ließ meinen Anorak verbrennen. »Du schläfst den ganzen Tag!« schimpfte Fräulein Robert. Nein, ich schlief nicht. Ich war neben mir, nicht ganz da. Wie bei einer Lokalanästhesie: Man ist benommen, und es tut irgendwann doch weh. Den größten Teil meiner Kindheit habe ich unter Narkose verlebt. Deshalb weiß ich auch nicht viel von den ersten sechs, sieben Jahren. Eigennarkose: Irgendwas muß weh getan haben.
Selbständigkeit ist nichts für mich. »Bei Kindern aus niederen Statusgruppen sind häufiger Einstellungen anzutreffen, die an Konventionen und Autoritäten ausgerichtet sind.« Ich mag meinen Chef. Befehle haben etwas Entspannendes, sagte Adolf Eichmann. Ich leide unter Ungerechtigkeit. Sie schlägt mir auf den Magen.
Ich kann nicht schlafen. Diese Scheißmagensonde: Ich kann mich nicht auf den Bauch drehen.

Und Wilhelm, mein alter, schwerhöriger Bettnachbar, der immer »Kamerad« zu mir sagt, schnarcht. Er schnarcht laut, mit Aussetzern. Er schnarcht wie mein Vater. Er ist schwerhörig wie mein Vater. Aber Kamerad Wilhelm, der ehemalige Dentist, ist mit seinen fünfundachtzig Jahren und seiner Gallenoperation lebenslustiger, als mein Vater es jemals war. Als ich meinen Vater das letzte Mal sah, lag auch er im Krankenhaus, auf der Intensivstation von »Neu-Maria-Hilf«. Als ich ihn in seinem »Totenhemd« dort liegen sah, kamen mir die Tränen. Ein bewußtloser, alter Mann, durch den zahnlosen, offenen Mund schwer atmend, mit aufgedunsenem Gesicht. Nährstoff- und Urinbeutel. Die linke Seite ganz gelähmt, das rechte Bein ab und an anziehend, der rechte Arm in ständiger Bewegung, mit der rechten Hand zugreifend; mit dem Zeigefinger machte er oft eine Art Streichelbewegung. Hirnschlag. Mein Vater ein sterbender Mann. Meine fassungslose Mutter sitzt auf der anderen Seite des Bettes. »Josef, sag doch mal was! Wie kann man nur so fest schlafen? Sag doch mal was! Josef!« Sie schüttelt seine Hand. Ich kann nicht hinsehen.

Im Bett nebenan der schwerkranke Herr Fischer, totenblaß, mit dünnen weißen Händen, ständig furchtbar stöhnend. Daneben Herr Kowatsch, ein Kroate, leise vor sich hin fluchend. Eine blonde, stramme Schwester läuft umher, unter ihrem leicht durchsichtigen weißen Kittel trägt sie einen Tangaslip, der sich auf ihrem schönen Arsch deutlich abzeichnet. Mein bewußtloser, sterbender Vater, meine weinende Mutter, der stöhnende Herr Fischer und ich, der Sohn, der Schwester auf den Arsch starrend.

Was war mein Vater für ein Mann?

Er war der starke Mann, der mich geschlagen hat, vor dem ich Angst hatte. Er war der Mann, der mich an die Hand genommen hat. Er war der Mann, der mich auf seine Schultern nahm, wenn ich beim Sonntagsspaziergang im Schwarzen Weg nicht mehr laufen wollte. Der mich manchmal liebevoll anfaßte, der mir manchmal zum Einschlafen »Geschichten von früher« erzählte.

Mein Vater war ein Duckmäuser, ein Leisetreter. Ein gutmütiger, katholischer, anspruchloser, stiller, schlichter Eichsfelder Bau-

ernsohn. Ein schwacher Mann, der niemand etwas Böses wollte, ein schwacher Mann, dem meine Sympathie gehört.
Für irgendwelche Nichtigkeiten ist er von seinem Vater oft brutal geprügelt worden. Es gibt ein Bild von diesem Großvater, schon ein alter Mann, knorrige Härte und einen Stumpen im Gesicht, durch harte körperliche Arbeit gezeichnet. Hart, krumm, kräftig, kantig und jähzornig sieht er aus. Mein Großvater, der Bauer, der Ackermann Barthel Joseph, den ich nie kennenlernte.
Auch der fette Dorfschullehrer, der die Kinder immer losschickte, damit sie Eier und Speck vom elterlichen Hof holen sollten, hat meinen Vater geschlagen. In den Schulstunden mußte er ihm oft die Schweinekartoffeln kochen. Schläge bekam er außerdem vom Pastor, dessen Hand man küssen mußte, begegnete man ihm im Dorf. Manchmal hat er wegen eines Vergehens von allen dreien Prügel bekommen.
Mein Vater hat sich nie gewehrt, er hat sich aus allem herausgehalten. Selbst aus der SA hat man ihn nach kurzer Zeit wegen »erwiesener Interessenlosigkeit« entlassen. »Aus allen Dörfern das Gesocks und die Schläger!« sagte er.
Jahrgang 1908. Ein kleines Dorf im armen, katholischen Eichsfeld. Ein Kleinstbauernhof (achtunddreißig Morgen), ein armseliges, enges Haus. Er war das jüngste von fünf Kindern. 1914 Einschulung in die achte Klasse der Dorfschule: ein Raum für alle, an Kaisers Geburtstag bekommt er Papier und einen Bleistift. Kinderarbeit war normaler Alltag. Arbeit als Knecht auf dem elterlichen Hof, im Spätherbst und im Winter als Saisonarbeiter in mecklenburgischen Zuckerfabriken oder in der Zigarrenfabrik im Nachbardorf.
1938 kommt er nach H. Wird Maschinenstricker. Er strickt zwölf Stunden am Tag Militärpullover. 1940 heiratet er meine Mutter. (Glücklich sieht er auf dem Hochzeitsfoto nicht aus.) 1941 wird er Soldat in Frankreich und später in Rußland: Artillerist, 8. Artillerieregiment 344, er wird Gefreiter, verwundet und schwerhörig. Bei seinem Heimaturlaub 1943 sieht er zum erstenmal seinen zweijährigen Sohn, meinen Bruder.
Was war mein Vater für ein Mann?
Es gibt eine Fotografie von ihm, die 1944 aufgenommen wurde. Wenn ich dieses Bild sehe, kommen mir die Tränen. Er sieht aus

wie ein verwundetes Reh, völlig abgemagert, gezeichnet von den Kriegsstrapazen, um Hilfe rufend, zutiefst erbarmungswürdig. Kein deutscher Kriegsheld.
Rückzug aus Rußland. Todesangst, Schinderei. Verlegung an die Westfront. Verwundung: Granatsplitter durchschlagen seinen Oberarm und seine Wade. Knapp entgeht er der drohenden Beinamputation. Lazarett und Gefangenschaft. (Von seinen Kriegserlebnissen wollte er nie erzählen. Ich weiß nur, daß er es als Sohn armer Bauern schrecklich fand, daß seine Kameraden den russischen Bäuerinnen die letzten Hühner stahlen, daß die Felder und Dörfer brannten. Ich weiß, daß die jungen Rekruten sich voller Angst und Verzweiflung hinter dünnen Bäumen versteckten. »Nur Dreck und Quälerei.«) Arbeitslos nach dem Krieg, dann wieder Stricker, dann Hilfsoptiker, Linsenschleifer. Hautekzeme, Krankfeiern, schwarze Salbenverbände an Händen und Füßen, dumpfes Brüten. Er sitzt am Küchentisch, den Kopf in den Händen. Prügelt meinen Bruder und mich viel in dieser Zeit.
Erinnerung an meinen Vater: Als ich vielleicht zwölf war, standen wir einmal zusammen im Pissoir am Wall. Obwohl ich längst Bescheid wußte, fragte ich ihn nach dem Blausiegel-Automaten. Es war ihm furchtbar peinlich, und er sagte: »Das erzähle ich dir später mal. Wenn du größer bist.« Ich schämte mich noch tagelang, weil ich ihn in diese Verlegenheit gebracht hatte.
Was war mein Vater für ein Mann?
Ein Mann, der schweigend und verschlossen auf seinem Platz am Küchentisch saß. Zuerst das alte Brot, die Wurst, die weg mußte, aß. Der sonntags immer – dünn wie in der deutschen Wehrmacht – die Kartoffeln schälte.
Ein schwacher Mann, dem meine Sympathie gehört. (Den Hilflosen, den Unterlegenen, den Stillen, den Verlierern, den Konfliktunfähigen, den Schwachen, die um ihre Schwäche wissen, denen, die erröten, gehört meine Sympathie.)

Erinnerung an meinen Vater

Einmal
da hat mich
ein großer Junge geschlagen,
meine Jacke zerrissen.
Meine Mutter schimpfte, bis
mein Vater mich an die Hand nahm,
um sich beim Vater dieses Jungen
zu beschweren.
Der aber ließ meinen Vater
gar nicht zu Wort kommen,
schrie ihn höhnisch an.
Stumm und hilflos
zog mein Vater mit mir ab.
Von einer Nachbarin
kriegte mein geschlagener Vater
noch einen drauf:
»Da brauchen Sie nichts sagen,
der hat seinen Jungen im Griff!«

Mir war
so furchtbar
elend
zumute.

Mein Vater: Er hat sich rausgehalten. Auch wenn er zu Hause war, war er nicht da. Eine Mischung aus Güte und Schwäche. Ein Schattenvater, der nicht ahnte, wie sehr ich ihn liebte. Wie sehr ich ihn gebraucht hätte. Mein Vater: Auf der Suche nach Männlichkeit war ich bei ihm an der falschen Adresse.

Der leere Platz

Ich würde jetzt gerne
meinen Kopf
in den Schoß

meines Vaters legen,
weinen und mich
von ihm trösten lassen.
Aber das geht nicht:
er ist nicht da,
er ist bei »Isco«,
er versteht mich nicht,
er ist schwerhörig.
Und das Hörgerät
liegt im Stubenbuffet.
Er ist nur eine Marionette:
sein Vater,
der dicke Dorfschullehrer,
der Spieß,
der Vorarbeiter,
meine Mutter,
sie alle ziehen an den Fäden.
Da, wo er sein sollte,
ist eine offene Tür,
ein leerer Platz.

Er konnte lachen, konnte manchmal lustig sein, war ironisch; »leg reden« hieß das.
Er war ein Mann, der freitags meiner Mutter die Lohntüte in die Hand drückte und sich von ihr sein Taschengeld für die Woche geben ließ. »Wenn die Frau nicht wirtschaften kann, kann der Mann noch so viel verdienen...«, sagte Papa immer. Manchmal spielte er recht kläglich auf einer Hohner-Mundharmonika: Er wäre gern Musiker in einer Tanzkapelle geworden. Er verachtete Männer, die sich betranken und ihre Frauen schlugen. »Sie kriegt immer noch die erste Tracht Prügel von mir«, sagte er, auf meine Mutter deutend. Einmal hat er sie in den Arm genommen, ich erinnere mich genau daran.
Zotige Männerreden führte er nie; wenn er es nur versuchte, schüttelte meine Mutter den Kopf und sagte vorwurfsvoll »Josef!«, und er verstummte. Seine »obszönste« Äußerung war, über großbusige Frauen zu sagen – und er nahm dabei die Hände zu Hilfe und lachte verlegen: »Die hat große Lungenflügel!« Zu

meinem zehnten Geburtstag bekam ich Rollschuhe. Mein Vater hielt mir die Hand bei meinen ersten Laufversuchen. Ich trat ihm mit den Eisenrädern heftig an den Knöchel. Er wurde ganz blaß, ging humpelnd nach Hause und sagte kein böses Wort.
Manchmal machte er eine Vorführung: Er krempelte sich den Hemdsärmel hoch, legte eine Nähnadel in die Armbeuge, die Spitze zum Bizeps, und schloß den Arm. Ich hab' ihn für dieses Kunststück bewundert.
An seine Schwäche erinnere ich mich gut; an seinen Humor, seine Sensibilität, an seine Liebe, seine Großzügigkeit, an seinen harten Bizeps erinnere ich mich nur sehr mühsam.
Als ich nicht mehr zu Hause wohnte, hat mein Vater mir einige Male geschrieben. Unbeholfen, mit vielen Orthographiefehlern; den Mund vor Anstrengung zusammengekniffen, so schrieb er.
Mein Vater schrieb mir auch, nachdem mich meine Mutter rausgeworfen hatte: Sprachrohr meiner Mutter, aber versöhnlicher als sie.

»Lieber Wolfram!
Nach dem langen Hin und Her, möchte ich Dir auch mal schreiben, und Dir meine Meinung zu dem ganzen Aufstand mitteilen. Erstens war es von Dir falsch, so ohne vorher mal ein Wort zu schreiben das Mädchen mitzubringen, wo Du gewußt hast, daß ich 2 Zimmer tapezieren wollte. Ich habe mich bis jetzt am wenigsten darüber aufgeregt, aber Deine Mutter desto mehr. Du bist alt genug, aber da wird es Zeit, auf die Eltern auch mal ein bißchen Rücksicht zu nehmen. Ich hatte nichts gegen das Mädchen, aber einen Schlafanzug oder ein Nachthemd hätte sie sich wenigstens mitbringen können. Wenn Du Dich nicht besser anziehst und Deinen Bart und Deine Haare schneiden läßt, dann kriegst Du auch kein besseres Mädchen. Ich gebe das Letzte her für meine Kinder, aber ein bißchen Freude müssen sie einem auch bereiten.
Aus der SPD bist Du auch ausgetreten, habe ich gehört, jetzt trittst Du sicher in die KPD ein. Ich kann Dich nur warnen, Du bekommst später keine Stelle.
Uns geht es so leidlich, wenn man die vielen Tränen, die Deine Mutter wegen Dir vergießt, nicht mitzählt.

Nun genug davon. Sollen wir dir mal wieder Geld schicken, oder brauchst Du nichts mehr von uns? Viele Grüße und alles Gute! Schicke bitte Deine Wäsche, damit sie nicht ganz versaut wird. Deine Eltern.«

Was war mein Vater für ein Mann?
Ein Mann, dem ich, als er starb, keine Träne nachgeweint habe. Ein Mann, der meine Fragen nicht beantwortet hat. Ein Mann, der mir ein bißchen Wärme gegeben hat. Ein Mann, der meine Sympathien hatte. Ein Mann, nach dem ich Sehnsucht hatte. Ein Mann, von dem ich Liebe wollte. Ein stiller Mann, ein ängstlicher Mann. Ein Mann, der mich im Stich gelassen hat. Ein Mann, dessen Kraft, dessen Stärke ich gebraucht hätte. Ein Mann, dem ich sehr ähnlich bin.

Söhne von schwachen Vätern

Psycho-Klinik, Sonntag, 9.45 Uhr:
Schwache Männer: Hannes hat mir das Frühstück gebracht. Ein Mann, den ich gern anfasse, ein starker Mann. Wenn wir im Spaß miteinander ringen, zwingt er mich leicht in die Knie. Ein beruflich erfolgreicher Mann. Und sonst ein Mann, der sich ganz schwach und hilflos macht. Seine Frau will die Trennung, er stirbt fast dran.
Neulich hat Ulf, ein Therapeut, der mich kaum kennt, mit mir meine Körperfotos besprochen. Ich stehe nackt vor einem Rasterbrett: Fotos von vorn, von der Seite, von hinten. Von vorn signalisiert meine Körperhaltung laut Ulf: Ich bin klein, bedürftig, tut mir nichts. Der Brustbereich ist zurückgezogen, ich nehme mich zurück. Entschuldigen Sie, daß ich da bin! Mein Rücken sagt: Ich mache alles wieder gut, laden Sie mir das Klavier auf! Verdrehungen in meinem Körper: Angst und Fluchtbereitschaft, schizoide Züge. Folgen äußeren Drucks und innerer Angst, den Anforderungen nicht zu genügen. Kneife den Arsch zusammen, drücke die Knie durch: Die Sphinktermoral. Setze meine kleinen Füße auseinander, um halbwegs sicher zu stehen. Kopf nach vorne: nutzloser Versuch, mit der Welt intellektuell fertigzuwerden.
Schwache Männer: Neulich gab es zwischen mir und einer Praktikantin eine kleine Auseinandersetzung. Der Anlaß war banal, es lohnt nicht, ihn zu erzählen. Ich fühlte mich falsch beurteilt, ungerechtfertigt angegriffen. Ich hab' ihr widersprochen, sie am nächsten Tag angehalten, ihr meinen Unmut mitgeteilt, meine Sichtweise des Vorfalls. Sie hat sich erklärt, sich entschuldigt. Die Sache war bereinigt. Für mich war das ein anstrengender, ein wichtiger, ja, ein sensationeller Schritt. Ein Schritt, vor dem ich Angst hatte, vor dem ich schlecht geschlafen habe.
Ich bin ein Ausbund an Konfliktunfähigkeit, ich bin die lebende Unter-den-Teppich-Kehr-Maschine. Konflikt-, Durchsetzungs- und Offensivfähigkeit, Aggressivität – all so etwas ist mir zutiefst fremd. Meine Männerphantasien sind so schrecklich unmännlich:

Ich suche Schutz, ich verkrieche mich gern in Höhlen, ich versteck mich hinter breiten Rücken. In fremden Gegenden mußte Marion nach dem Weg fragen. Ich stehe immer in der zweiten Reihe, ich bilde die Rückhut. Ich schicke die anderen vor, ich bleibe im Hause. Ich hänge an einer großen gepanzerten Lokomotive, die mir Schutz bietet, die mich vorwärtsträgt. Der Westernheld, der nicht abfährt, der nicht aufgibt, der dem Kampf nicht ausweicht, der notfalls auch allein gegen eine Übermacht von Feinden kämpft: Solche Vorstellungen lösen bei mir lähmende Angst aus.
Was ist los mit meiner Männlichkeit? Ich bin ängstlich, ich bin defensiv, harmoniesüchtig, ich bin ein Hypochonder, ein schwacher Mann. Kein bißchen aufstiegsorientiert. Ich weiß nicht, wo meine Männlichkeit steckt; vielleicht suche ich sie deshalb immer zwischen den Schenkeln der Frauen. Penetration nicht als verbindender Akt, sondern als kurzlebiger Selbstbeweis und als Zurschaustellung der Männlichkeit. Homo erectus. Mein Schwanz: Das einzige, woran ich mich festhalten kann, der einzige Beweis meiner Männlichkeit. (Manche Frauen äußern sich positiv über meine männlich-aggressive Art beim Vögeln.) Aber ein Beweis, der ständig der Bestätigung bedarf.
Söhne von schwachen Vätern machen sich selber schwach, um ihren Vater nicht zu verdrängen, sagt meine Therapeutin. Ich mach' mich furchtbar schwach. Auf meiner Kraft sitzt der doppelte Sicherheits-Dampfdruckdeckel. Statt Power hab' ich Bluthochdruck. Einmal in meiner Ehezeit, ein einziges Mal in meinem Leben, bin ich laut geworden, habe ich geschrien, einen Stuhl umgeworfen. Und war ganz erschrocken. Ich wäre gern ein Mann, der auf den Tisch haut. Sich wehren setzt Selbstbewußtsein voraus, Bewußtsein der eigenen Rechte und Bedürfnisse.
Ich sollte mal wieder zu einer Domina gehen und mich richtig schlagen lassen. Einmal war ich bei einer Hure, die auf dominant machte: mit schwarzem Lederdreß, Folterbank und Peitschen. Aber es war enttäuschend: Sie war eine schlechte Schauspielerin oder zu inkonsequent. Nur an eine Szene kann ich mich gut erinnern: Ich lag vor ihr auf dem Bauch und mußte ihr den schwarzen Lederstiefel küssen. Den anderen hatte sie mir mit dem spitzen Absatz schmerzhaft auf die Schulter gesetzt. Das fand ich sehr erregend.

Nein, ich sollte anders zu meiner Männlichkeit finden. Aber wo ist sie versteckt, wo ist sie verschüttet? Männlichkeit: Ich weiß nicht, was das ist. Schwanz, Bart und Haare auf der Brust? Neulich stand ich hier bei einer Übung mit nacktem Oberkörper vor zehn Frauen. Gregor forderte mich auf, sie alle anzuschauen, »aber mit dem Herzen, nicht mit dem Schwanz«. Dann sollte ich jeder Frau sagen: Ich bin ein Mann. Das ging zu meiner Überraschung ganz gut. Doch dann sollten die Frauen ehrlich sagen, wie sie mich als Mann sehen und empfinden. Es kam: ein sehr männlicher Mann, ein Mann mit Ausstrahlung, mit Charme, ein Mann mit viel (verborgener) Kraft, ein intelligenter Mann, ein vitaler Mann. – Mir war so schrecklich zum Heulen zumute.

Meine Männlichkeit: Ich hab' mich sterilisieren lassen. Vor allem für Marion, als ewiger Treuebeweis: Du bist und wirst für immer die einzige sein, mit der ich Kinder gezeugt habe. Ich hab' mich sterilisieren lassen, doch viel früher hat man mich kastriert. Doppelt kastriert. Liebesfähigkeit, Zärtlichkeit habe ich nie erfahren, nie gelernt, doch die aggressiv-männlichen Anteile ebensowenig.

Meine Eltern haben sich Sorgen gemacht, aber Gefühle zu zeigen war immer ein Tabu. Das Schlimmste, das Allerschlimmste aber war es, Wut zu zeigen: Das haben sie mir schon ganz früh ausgetrieben. Wütende, trotzige Kinder habe ich als Kind schon mit Abscheu und fassungslosem Entsetzen betrachtet und ihnen heftige Prügel gewünscht.

Wenn ich wenigstens ein richtiger Macker wäre, aber so: doppelt kastriert. Als Junge aus geschlechts-, als katholisches Arbeiterkind aus schichtspezifischen Gründen. Der doppelte Kastrat: Deshalb sagen mir hier viele, ich hätte eine sehr angenehme Stimme.

Sonntagmittag:

Morgen früh muß ich meine Stellungnahme abgeben. Und das »Zentralkapitel« meines Meckel-Buches habe ich noch gar nicht gelesen. Ich setze mich mit meinem schwarzen Sudelbuch, mit Kugelschreiber und Papier an meinen Schreibtisch.

Mein Sexualleben! Und draußen scheint die Sonne.

Seit zwölf Tagen abstinent

Station »Josef«:
Meine Libido war offensichtlich im Meckelschen Divertikel lokalisiert. Seit fast zwei Wochen liege ich in diesem Krankenhaus der »barmherzigen Schwestern«, und meine sexuellen Regungen sind bei Null. Nicht mal eine Morgenlatte hatte ich heut morgen.
So ist es immer: Wenn es mir gutgeht, läßt meine sexuelle Aktivität nach, und ich fresse nicht mehr so viel. Ich lebe seit zwölf Tagen rundum abstinent: kein Sex, kein Alkohol, keine Zigarren und seit zwölf Tagen nichts gegessen. Und ich vermisse nichts. Ich werde statt dessen intensiv medizinisch betreut.
Andere vögeln viel im Urlaub. Wenn es mir gutgeht, wenn ich Zuwendung bekomme, wenn ich in Urlaub bin, mit mir zufrieden bin, läßt mein sexuelles Verlangen nach. Sex als Kompensation, als Surrogat. Mein Sexualleben. Erinerungen.
Erinnerung 1:
Ich liege als Kind in meinem Bett, meiner Burg, fühle mich allein. Ziehe die Decke über die Ohren, drücke mein Kissen und spiele ausdauernd an meinem Schwanz, meinem Titti.
Erinnerung 2:
Ich bin neun Jahre alt und aufgeregt und ängstlich, weil ich gleich im Hochamt »Schiffchen dienen« muß und mir von den Weihrauchwolken immer übel wird. Ich habe schon mein rotes Meßdienergewand mit der weißen Bluse an. Pastor Güldenberg ermahnt uns, aufmerksam zu sein. Ich bin sehr aufgeregt. Das letzte Mal wurde mir mitten im Hochamt schlecht. Fräulein Robert, die burschikose Pfarrhelferin mit dem grauen Kostüm und der strengen Frisur, mußte mich rausbringen. Ich fasse mich – in der Sakristei – heimlich an, durch den Seitenschlitz des Meßdienerkittels, durch die kaputte Hosentasche hindurch, drücke meinen Schwanz. Und plötzlich durchströmt mich ein intensives, wunderschönes Wohlgefühl. Wie eine warme Woge geht es durch meinen ganzen Körper. Ich übersteh' das Hochamt, ohne daß mir

schlecht wird. Ich probiere das noch oft, aber es klappt nur, wenn ich aufgeregt, ängstlich, unter Druck bin. Zum Beispiel als ich mich um mehr als eine Stunde verspätet und große Angst vor Papas Prügelpantoffel hatte. Ich stehe im Grüngürtel, sehe die Fenster unserer Wohnung. Ich sollte laufen, es wird immer später. Da kommt sie wieder: die Wonnewoge. Gefaßt hole ich mir die Prügel ab.

Angstwegmacher

Psycho-Klinik:
Sexualität als Angstwegmacher, als immer verfügbarer Trost. Wenn ein Kind keinen Erwachsenen hat, auf den es sich verlassen kann, auf den es zählen kann, wenn es im »kargen Milieu« aufwächst, »wird es sich nach etwas anderem umsehen, das Sicherheit bietet, auf das es sich verlassen kann und das ihm sein Leben erträglicher macht. In seiner einsamen Suche nach etwas Verläßlichem wird das Kind, wenn die Eltern diesbezüglich ausgeschieden sind, nach etwas Ausschau halten, was immer da ist, was immer tröstet und was es nie enttäuscht« (Carnes). Zum Glück war er immer da, mein »Titti«, mein Dauertröster. Trost durch stundenlange Manipulationen an meinem Schwanz.
»Wenn ein Kind beginnt, sich durch sexuelle Handlungen über einen Mangel an Zuwendung hinwegzutrösten, dann hat es ohne Zweifel bereits ein Potential für eine Süchtigkeit entwickelt. Sexualität wird bereits mit liebevoller Zuwendung verwechselt. Also muß man sich der Sexualität bedienen, wenn man sich geborgen und sicher fühlen will« (Carnes). Und immer wußte ich, ich tue etwas zutiefst Sündiges und Verbotenes. Das sechste Gebot, der liebe Gott, der alles sieht, Mutti und Papa, mein Bruder, die heilige Jungfrau, Pastor Güldenberg und die Ohrenbeichte: Und ich spiele mit meinem Schwanz. Hab' ihn einmal der kleinen, dicken Helga in der Waschküche gezeigt. Sie tat ganz uninteressiert, erzählte es aber gleich allen anderen Kindern. »Das hätte ich nicht gedacht, daß du so was machst!« sagte sie mir am nächsten Tag. Helga mit den blonden Zöpfen, die mir später, als sie Verkäuferin bei Büro-Holdt war, beim Einkauf immer nur die Hälfte berechnete.
Doch ich schweife ab, morgen früh ist meine Stellungnahme fällig. Mein Meckel-Buch lese ich vorher noch zu Ende.

Der Druck des Übels

Erinnerung 3:
Ich stand als siebenjähriger Junge im Klo, hatte meine Hose runtergelassen und schlenkerte meinen Schwanz hin und her. In der Tür war eine getönte, aber doch durchsichtige Scheibe, durch die mein Vater mich beobachtete. Ich hatte übersehen, daß Mutti die Scheibengardine abgenommen hatte. Mein Vater klopfte laut und ungehalten. Sagte aber kein Wort. Ich war sehr erschrocken und saß anschließend lange in der Küche und weinte vor Scham. Niemand sagte etwas. Nur die Küchenuhr tickte.
Höllenqualen litt ich vor der Beichte bei Pastor Güldenberg: Bestimmt erkennt er meine Stimme! Wie kann ich ihm am nächsten Sonntag als Meßdiener nur unter die Augen treten? Darf ich mit meinen beschmutzten Händen ihm zuerst Wein und dann Wasser über seine Finger gießen, die den Leib des Herrn gehalten haben? Aber beichten muß ich, daß ich immer viel sündige.
Gewissenserforschung: Wie habe ich mich versündigt? Habe ich freiwillig und bewußt unkeusche Lust in mir geweckt durch Gedanken und Vorstellungen, durch Wünsche und Begierden? (Ja!) Mit schlechter Absicht Menschen, Tiere, Bilder betrachtet? (Tiere??? Nein! Menschen, Bilder? Ja!) Berührungen in unkeuscher Absicht an mir vorgenommen? (Ja!) Unkeusches getan? (Ja!) Meine Geschlechtskraft mißbraucht? (Ja! Ja! Ja! Ja!) Allein oder mit anderen? (Allein!!) Mich oder andere durch Zärtlichkeiten in die Gefahr der Sünde gebracht? (Zärtlichkeiten? Nein!) (Jugendbeichte).
Erinnerung 4:
Ich saß als Zwölfjähriger bei meiner Tante in der Küche und kühlte mir mit essigsaurer Tonerde einen Wespenstich. Dabei habe ich an meinem Schwanz gespielt und mir einen Tropfen dieser Lösung auf den Schwanz fallen lassen. Es brannte höllisch. Auf der Flasche stand: entzündungshemmend und keimtötend. Ich hatte über ein Jahr – bis zu meiner ersten Ejakulation – furchtbare Angst, ich hätte mich unfruchtbar gemacht, entmannt.

Erinnerung 5:
Eines Tages zog mich mein Bruder mit schmerzhaft-festem Griff wortlos vors Waschbecken im Klo. Eine helle, glibbrige Masse klebte darin. Ich war tödlich erschrocken: Am Tag vorher hatte ich ins Waschbecken onaniert, aber ich war sicher, alle Spuren beseitigt zu haben. Ich sagte nichts und spülte das Becken aus, mein Bruder ließ mich los. Erst als ich am nächsten Tag wieder dieses Glibberzeug entdeckte, kam ich drauf: Es war das Kukident-Haftpulver, das mein Vater immer für sein Gebißteil verwendete. Nicht triumphierend, nur furchtbar erleichtert habe ich meinem Bruder meine Entdeckung vorgeführt: Ich streute wortlos Kukident-Haftpulver ins nasse Becken. Er sagte kein Wort.
Erinnerung 6:
Ich war dreizehn, als auf einem Elternabend in der »Godehard-Schule« mein humorloser, verklemmter, miesepetriger Klassenlehrer Klinger den Eltern dringend empfahl, uns Kinder jetzt aufzuklären. Er verteilte dazu eine Broschüre: P. Clemente Pereira SJ: »Wer sagt uns die Wahrheit? – Ein offenes Wort an reifende Jungen.« Mein Vater drückte mir diese jugendgefährdende Schrift am nächsten Tag verlegen in die Hand. Dieses Büchlein wurde in den folgenden Jahren meine Bibel. Sie steht noch immer – zerlesen – in meinem Bücherregal.
Ich muß daraus zitieren, sonst glaubt mir keiner:
»Ehrfurcht müssen wir haben vor der Quelle unserer Manneskraft! Mißbrauch der Geschlechtskraft ist immer Sünde. Ich meine hier die Sünde der Unkeuschheit, durch die ein Junge seine Geschlechtskraft mißbraucht, um sich selbst Genuß zu verschaffen... Dazu kommt noch eins: Es ist nie gut, wenn ein junger Mensch unter dem Druck eines Übels steht. Und diese Sünde lastet wie ein Druck auf seiner Seele. Er hat Ekel vor sich selbst und fühlt sich minderwertig... Unkeusch werden kann jeder Schwächling; rein bleiben oder wieder werden, das erfordert Mut und Selbstüberwindung. Mancher Junge wird durch diesen Kampf um die Selbstbeherrschung ein rechter Mann.«
Gekämpft habe ich, Clemente, du jesuitischer Dunkelmann, aber ein rechter Mann bin ich dadurch nicht geworden. Ich führte meinen Kampf gegen die Sünde der Selbstbefleckung mit langen selbstverfaßten Gebeten an die Jungfrau Maria, mit Strichlisten;

ich berechnete den Masturbations-Monatsdurchschnitt mit dem Ziel der Senkung, ich machte Exerzitien für reifende Jungen, und wenn – wie üblich – alles nichts half, schlug ich mich zur Strafe heftig mit meinem Hosengürtel. Ich stellte mir einen Stuhl auf unseren Spitzboden, den man nur mühsam kletternd erreichen konnte, und betete hier bei Hitze und Kälte stundenlang aus Thomas von Kempens »Vier Bücher von der Nachfolge Christi«: »Gib Abschied der Begierde, dann kommt dir die Ruhe entgegen.«
Mancher Junge wird durch diesen Kampf ein rechter Mann: vielleicht ein rechter katholischer Ordensmann. Ich fühlte mich durch diesen Kampf zerbrochen, ich verlor ihn immer wieder, jeden Tag. Das Gefühl des Ekels, des Versagens, der Willensschwäche, der Minderwertigkeit, der Mutlosigkeit wurde immer größer. Irgendwann glaubte ich an die Vorsätze, die immer neuen Vorsätze, nicht mehr. Ich bewies mir ja meine Erfolglosigkeit, meine Sündhaftigkeit, meine Willensschwäche jeden Tag aufs neue. Manchmal auch zwei- oder dreimal am Tag.
Es ist nie gut, wenn ein junger Mensch unter dem Druck eines Übels steht. Clemente, du zynischer, verdammter jesuitischer Jungenverderber, die Eier sollte man dir abschneiden! – Ich schneid' dir deinen miefigen Jesuitenpimmel ab, Clemente, deinen Passionspint, Gewissensnagel, Sakramentspfahl, deine Altarkerze, deine Ordensstange, deinen Pastorenschwanz, deinen Teufelsschweif, deinen Popenspecht, Bußkeil, Hoffnungsstößel, Fechter, Tröster, Gnadenhammer, deine Sündenlatte, deinen Seligmacher, deinen Katholenschnippel, Taufschwengel, deine Missionsnudel, Adventskerze, deinen Gebetsbohrer, Ablaßhahn, Beichtzipfel, Sündenpflock, Marienwurm, deinen Meßprügel, deinen Feiertagsständer, Himmelssteifen, Haushälterinnenspeer, deinen katholischen Damenstift, deinen stinkigen Weihwedel, ich schneid' ihn dir ab.
Über viele, viele Jahre war der erfolglose Kampf gegen die Sünde die entscheidende Erfahrung für mich. Sie prägt mich bis heute: Ich bin kein rechter, kein willensstarker Mann.
Aber wenn ich erst einmal eine Frau habe, so tröstete ich mich, dann werde ich vielleicht doch noch ein »rechter Mann«.

Das ist nix für dich!

Erinnerung 7:
Am Samstag, den 18.11., war ich mit Detlev B. im Kino. Anschließend ging ich in den Puff in der Bruchstraße. Ich lief bestimmt eine Stunde hin und her mit dem festen Vorsatz, eine Frau anzusprechen, fand aber den Mut nicht.

Ich suchte mir die Hure aus, die mir am besten gefiel. Sie stand im violetten Neonlicht im »Goldenen Anker«. Sie war groß, breit, kräftig, kurze, wahrscheinlich gefärbte hellblonde Haare. Ihr Bikini glänzte neonblau. Ich strich vor ihrem Fenster herum. Ein Kunde kam, sie war für zehn Minuten verschwunden. Als sie wiederkam, stand ich noch immer dort. Sie machte das Fenster einen Spalt auf und fragte: »Willste mal?«

Ich mußte schlucken, überwand meine Aufregung und fragte zurück: »Was willsten haben?«

»Fünfzehn.«

»Ja gut.«

Sie schloß das Fenster, kam zur Tür und ließ mich hinein. Hinter mir schloß sie ab und stieg vor mir eine schmale, steile Treppe hoch. Es war ein kleines Zimmer mit einem großen Bett, einem Kleiderschrank, Fernseher, Waschbecken mit Spiegel und einem kleinen Rauchtisch.

Sie sagte: »Is kalt draußen.«

»Ja, da kann man sich nen Schnupfen holen.«

»Den hamwa schon. – Hängste dich da auf.« Sie zeigte auf den Kleiderhaken an der Tür.

»Willste für fünfzehn oder badenackend?«

»Was issen das? Ich hab' da keine Ahnung.«

»Na, da kannste dich ganz ausziehen, für fünfzehn kannste nur die Hose ausziehen. Manche Leute wollen sich halt ganz ausziehen. So halb is das ja auch nichts.«

»Na gut.«

Ich gab ihr zwanzig Mark, die sie irgendwo im Kleiderschrank verstaute.

»Kannstes nich nen bißchen billiger machen fürn Schüler?«
»Nee, mich fracht doch auch keiner. Hier kommen öfters Studenten und so her.«
Sie hatte sich ausgezogen, stand breitbeinig vor dem Waschbekken und wusch sich mit einem Lappen zwischen den Beinen.
»Bistes erstemal hier?«
»Ja.«
»Das habich gemerkt, gleich unten am Fenster habich das gemerkt. Sei froh, daß du zu mir gekommen bist. Andere hätten das gleich ausgenutzt. Gibt viele schlechte Menschen hier.«
»Das glaubich.«
Sie nahm ein Präservativ aus einer Schachtel, deutete auf meine Unterhose, die ich immer noch anhatte: »Die mußte auch noch ausziehn.«
Ich legte mich aufs Bett, sie setzte sich neben mich, rollte mir den Gummi über. Ich schaute sie nicht an, berührte mit dem Knie ihren Arm. Sie sagte: »Ja, ich hör ja schon auf. Nur nen bißchen naß muß ichen noch machen. Nachher kommste nach oben.« Sie spuckte in die Hände und machte das Präservativ naß. Ich stand auf, und sie legte sich aufs Bett. Ich legte mich vorsichtig auf sie. Spürte ein bißchen Wärme und sonst nichts. Vor lauter Aufregung hatte ich schon vorher gespritzt.
»Dir fehlt das Training. Er wird ja immer kleiner. Isser tot? Laß mal sehen. Für dich lohnt sich das aber nich, wenns bei dir so schnelle geht. Haste keine Freundin?«
»Nee.«
»Warum nich?«
»Bin erst seit ein paar Wochen hier.«
»Bei dir geht das so schnell, da mußte ne halbe Stunde nehmen. Da kannste zweimal. Die kostet aber fünfzig. Das können sich nur welche erlauben, die nicht wissen, wohin mittem Geld. Jetzt haste wohl die Nase voll vom Puff.« Sie machte mir mit einer Serviette den Gummi ab.
»Für die zwanzig Mark gehste mal mit deiner Freundin aus. Geht schön spazieren und irgendwo hin. Aber das hier, das is nichts für dich. Zieh dich mal wieder an, nackend kannste nich auf de Straße.« Ich zog mich schweigend an.
»Na, sach mal was, das steckt ja an. Das is nichts für dich. Aber

wennde zuner anderen gegangen wärst, die hätte gesagt, warte, und dann hätte ses mit der Hand gemacht. Aber das is ja auch nich das Richtige. Willste dich nich kämmen, siehst so zerzaust aus.«

Ich kämmte mich. Lief mit offener Jacke frierend nach Hause, mir ging es sehr schlecht.

Das war meine erste Frau.

Helferinnen

Schwesternhelferin Renate, eine kleine, stille Blonde, findet mich sympathisch und interessant. Ihre Kollegin Gaby hat es mir verraten. »Die hat sich schon zweimal nach Ihnen erkundigt.« Bei Frauen aus psychosozialen Berufen habe ich gute Chancen. Ich war bisher nur mit Sonderschullehrerinnen, Krankenschwestern, Ärztinnen, Therapeutinnen, Theologinnen und Sozialarbeiterinnen befreundet. Vielleicht brauche ich einfach Frauen mit ausgeprägtem Helfersyndrom.

Sonja war Arzthelferin und meine erste Freundin. Sie war drei Jahre älter als ich und brachte mir Oberministranten mit Geduld und Verständnis das Vögeln bei. Ich war recht anstellig, und sie mochte mich sehr. Ich habe sie sehr gebraucht, aber nicht geliebt. »Frauen sind wie Fußpilz, man kriegt sie leicht und wird sie schwer wieder los«, habe ich in mein Sudelbuch geschrieben. Mit ihrer Freundin Angelika, der Krankenschwester mit den großen Brüsten, habe ich gevögelt, während Sonja weinend vor der Tür stand. Eine deutliche Spur von Verachtung war bei mir da: Sie hat mit mir geschlafen, sie hat mir ihre Zuneigung, ihr sexuelles Interesse an mir gezeigt. Auch Dietrich Heßling verführte Agnes und erklärte dann, daß sein moralisches Empfinden es ihm verbiete, ein Mädchen zu heiraten, daß seine Reinheit nicht mit in die Ehe bringe.

Mein erstes Pufferlebnis hat mich nicht abgeschreckt: Ich arbeite nebenbei als Aushilfsfahrer und trage mein ganzes Geld in den Puff. Ich nehme regelmäßig Adumbran ein, besaufe mich, habe gute Vorsätze, fühle mich abgrundtief alleine, laufe wieder in den Puff, hänge einen Lederriemen in den Türrahmen und schreibe einen Abschiedsbrief, besaufe mich sinnlos und schlafe wieder mit Sonja, fühle mich verzweifelt unzufrieden, quäle meinen Goldhamster zu Tode, habe ständig Kopfschmerzen, vögele mit Sonja, mit Angelika, laufe in meiner Wohnung auf und ab. Habe Sehnsucht nach einer neuen Frau. Weiß nicht, wie ich den Schmerz, die Leere, die Sinnlosigkeit aushalten soll. Ein paar Mo-

nate zuvor hatte ich noch in mein Tagebuch geschrieben: »Jesus Christus, in meinem rastlosen Suchen, meiner Unsicherheit und meiner Lauheit, schau mich an. Gib mir Kraft, damit ich mir selbst helfen kann. Gott, du sollst meine Leere ausfüllen, meine Fragen beantworten, mein Suchen beenden.« – Jetzt nehme ich Tranquilizer, besaufe mich, gehe in den Puff, fresse mich zu.
Dann hatte ich eine Reihe kurzer, meist sehr distanzierter Beziehungen: Gaby, Ariane, Christine, Christa. Ein paar Namen habe ich vergessen. Nebenbei bin ich weiter in den Puff gegangen. Immer war ich auf der Suche nach der einen neuen Frau, die mich aus all meinem Elend erlöst. Nie war ich recht bei mir, wenn ich mit einer Frau vögelte.
Als ich dann Marion, meine spätere Frau, kennenlernte, hatte ich den Eindruck, endlich eine neue Qualität meiner Beziehungen zu Frauen erreicht zu haben. Aber nach drei Wochen Verliebtheit war ich sicher, ich bekomme nicht das, was ich brauche: Ich ging wieder zu Prostituierten, hatte andere Frauen. Unsere sexuellen Beziehungen waren immer dürftig, die Säulenheilige kriegte nur den Rest. Erst als ich mir bei einer Hure einen Tripper geholt hatte und aus Angst, auch sie angesteckt zu haben, sie unter Lügen zu einem Dermatologenbesuch überredet hatte, erst danach, als sie Aufklärung verlangte, habe ich ihr (längst nicht) alles »gestanden«. Sie empfand es als ungeheuren Vertrauensbruch und war entsetzt.

Zunehmend in sexuell devianter Art

Psycho-Klinik, Sonntag, 14 Uhr:
Unruhig lauf ich hin und her in meiner Mönchszelle. Leider fällt mir noch einiges ein zu meinem Sexualleben.
Schon viermal hatte ich einen Tripper. Beschämende Szenen beim Hautarzt: Dr. Müller verlangte aus lauter Diskretion 250 DM bar auf die Hand. Jedesmal habe ich mir geschworen, jetzt mit meinem Verhalten für immer aufzuhören. Auch nach dem ersten und zweiten HIV-Test. Doch diese Schwüre hielten nur einige Tage.
Meine Beziehungen waren immer höchstens Drei-Monats-Beziehungen. »Promiskuität versetzt – wie ein Aufputschmittel – kurzfristig in Hochstimmung« (W. Gross).
»Viele narzißtisch orientierte Menschen halten es für sinnvoll – besonders nach mehrfachen, aber vergeblichen Versuchen des Eingehens einer Beziehung –, ihre Bestätigung in häufig wechselnden Erlebnissen ohne großes gefühlsmäßiges Engagement oder im ›Kauf‹ des Partners zu suchen« (Wawerzonnek).
Ich bin ein Käufer, ein Großeinkäufer, ein guter Kunde seit zwanzig Jahren, Dauerkunde. Mindestens zweimal pro Woche, hundertmal im Jahr: Freier, Hurenkunde, Prostituiertengast, zahlender Frauenkonsument.
Das hat mich u. a. auch finanziell ruiniert, ich habe trotz meines relativ guten Gehalts rund 30.000 DM Schulden, und es werden monatlich mehr.
In einem meiner alten Tagebücher habe ich einmal meine Ausgaben im Mai aufgeschrieben. Ich habe ein Nettoeinkommen von 3.534,89 DM. Ich gebe in diesem Monat für Miete, Lebensmittel, Kleidung, Haushalt und Freizeit 2.965,34 DM aus. Ich hätte also noch 569,55 DM sparen können. Aber ich gehe am 1.5. in den Puff (100 DM), lasse mich am 4.5. von Kim besuchen (340 DM), gehe am 6.5. in den Puff (110 DM), gehe am 15.5. in einen Club (150 DM), leihe mir am selben Tag ein paar Porno-Videos aus (14 DM), für die ich einige Tage später Nachgebühr bezahlen muß (14 DM), ich gehe am 17.5. (100 DM), am 19.5. (200 DM), am

20.5. (70 DM) in ein Herren-Sonnen-Studio, am 31.5. bin ich bei Nora (150 DM). Gebe in diesem Monat also 1.248 DM für meine Sucht aus. Das Soll bei meiner Bank erhöht sich in diesem Mai um 678,45 DM.

Und weil ich so ein guter Hurenkunde bin, muß ich ein anstrengedes Doppelleben führen: Ehefrau, Eltern, Kollegen, Freundin, Bekannte dürfen nur meine halbe Identität kennenlernen. Hoffentlich sieht mich keiner, entlarvt mich keiner. Mein Hurenkundenleben fordert den größten Teil meiner Kraft, meiner Zeit.

Manchmal, zunehmend, ist mir alles egal: Sollen sie mich sehen, soll das Minus auf meinem Konto doch größer werden, egal ob ich mich anstecke. Ich muß es immer weitertreiben, auf die Spitze, auf die Schneide, auf die Kippe. Eine selbstzerstörerische Lust, ein tödlicher Trost. Manche legen sich vor den Zug; manche saufen, manche spritzen, manche vögeln sich zu Tode.

Ich tröste mich hinweg, »und zwar in zunehmend devianter und destruktiver Art«, hat Ruth geschrieben, bald bin ich nicht mehr da. »Der Patient tröstet sich hinweg.« Husch, husch!

Meine Krankenkasse will die 24.000 DM Therapiekosten nicht zahlen. Bei mir wäre auch eine »ambulante Heilbehandlung« ausreichend. Das macht mir Mut, ich bin doch kein schwerer Fall. Rita hat ein Gutachten geschrieben; wahrscheinlich hat sie ein bißchen übertrieben, um die Krankenkasse zu überzeugen. Bestimmt.

> »...Wie aus Beschwerdebild, Biographie und psychologischen Tests ersichtlich, handelt es sich bei dem Patienten um eine schwere Charakterstörung mit physischen, psychischen und sozialen Auswirkungen. Solch eine schwere Charakterstörung mit frühgestörten Anteilen ist nur in einer stationären Therapie veränderbar, um den charakteristischen Widerstand zu bearbeiten und um die Gefahr lebensbedrohlicher, organischer Folgeerscheinungen sowie auch eine Gefährdung durch zunehmende Suizidgedanken abzuwenden.
>
> Der Patient ist so weit von sich entfernt, daß es einer Alexithymie gleichkommt. Er benötigt mit seinen Abwehrstrukturen einen engen Rahmen mit einem hohen Konfrontationsniveau, um seine erheblichen Beziehungsstörungen und deren Folgen zu bearbeiten.

Wie aus der Anamnese ersichtlich, wuchs der Patient in einem emotional kargen Milieu auf, ständig beaufsichtigt von einer kalten, zwanghaften Mutter, wenig unterstützt und angeleitet von einem schwachen Vater. So versuchte der Patient schon früh, sich durch sexuelle Kompensation über mangelnde Zuwendung und Angenommensein hinwegzutrösten. Als Erwachsener versuchte er über wechselnde Kontakte zu Frauen dieses Defizit auszugleichen, und zwar zunehmend in sexuell devianter und destruktiver Art, wobei er in seiner Suche nach menschlicher Nähe die seit Kindheit bekannte Beziehungslosigkeit zu Frauen (Mutter) wiederholte.«

Alexithymie – ich muß in meinem Psychiatrielexikon nachschauen – ist eine »Lesestörung für Gefühle«; die Unfähigkeit, bei sich Gefühle wahrzunehmen und in Worte zu fassen. Ich bin ein emotionaler Legastheniker. Dabei kann ich so schön vorlesen.

Dosissteigerung

Ich durchstreifte stundenlang die Straßen, las jeden Tag die Puffanzeigen, verlor immer mehr die Kontrolle. Fiel der Polizei auf, nahm mir öfters zwei Nutten auf einmal, klaute in der WG den Mitbewohnern Geld aus den Taschen. Bald reichten mir die »normalen« Nutten nicht mehr. Ich war auf der Suche nach dem ungewöhnlichen Ereignis, dem besonderen Kick. Dosissteigerung.

»Crazy Horse« in der Fuggerstraße. Damals ein schäbiger Puff, seit Jahren eine noch schäbigere Unterkunft für Asylsuchende. Olga sprach mich an mit ihrer tieffrauhen, aufregenden Stimme, fast eine Männerstimme. Sie war Ende dreißig, groß, schlank, eine gute Figur, dick geschminkt, blonde Perücke, enger Kunstlederrock, schwarze Stöckelschuhe, einen Pudel an der Leine. Ihr Zimmer, in dem sie auch wohnte, war das reinste Chaos: berstend vollgestellt mit Möbeln, unordentlich, viel Wäsche und Utensilien, Hundefutter, Nippes, zahlreiche Fotos aus schöneren Tagen. Ich mußte mich hinknien, den Kopf aufs Bett, sie leckte mich, schlug mich sanft mit dem Hundehalsband, zog mir das Hundehalsband um Schwanz und Sack. Dann konnte ich sie von hinten ficken. Sie fand mich sehr toll, ich sie sehr geil und aufregend. Zwei Tage später war ich wieder bei ihr. Wir haben uns lange unterhalten. Später beim Ficken nahm sie meine Hand und führte sie zwischen ihre Beine. Ich war etwas überrascht, denn ich hatte einen Männerschwanz in der Hand. »Ich hab' einen Stammgast, einen Arzt, seit zwei Jahren kommt der regelmäßig, der hat's bis heute nicht gemerkt.« Ihr Schwanz erhöhte für mich den Reiz. Ich mußte sie »fertigmachen«: ihr mit einem dünnen Lederband den Sack abbinden, ihren Schwanz kräftig wichsen, dann spritzte sie ein paar wasserhelle Tropfen. Ich gefiel ihr gut, mein Schwanz sei viel besser gebaut als der ihres Freundes. Sie roch gern an mir, nur wenn ich frisch geduscht hatte, gefiel ich ihr nicht. Kräftige Männer im karierten Hemd, nach Arbeit und Schweiß riechend, waren Olgas Ideal. Nachdem ich ein paar Mal bei ihr gewesen war, ging ich nicht wieder hin.

Doch von da an suchte ich gezielt nach Transvestiten, kannte ihre Standplätze in den Seitenstraßen der Potsdamer. Frauen mit Schwanz, das war eine Zeitlang mein Ideal. Etwas besonders Frivoles, Exotisches, Unmoralisches. Susan: eine gutaussehende Frau mit schönen Brüsten und mit Schwanz, den sie anfangs krampfhaft zwischen ihren Schenkeln versteckte. Als ich sie nach Monaten wieder traf, hatte sie eine Möse. Ich war enttäuscht, und mich schauderte es ein bißchen.

Immer auf rastloser Suche: Ich nahm nachts aus einer Bar eine Frau mit in mein Zimmer. Die Gefahr der Entdeckung durch meine Mitbewohner und vor allem Mitbewohnerinnen – alles überzeugte und strenge Mitglieder der »führenden Kraft der Arbeiterklasse« – erhöhte für mich den Reiz, die Aufregung.

Dann war da noch Rosi aus der F.straße, die blonde, biedere Fellatiokünstlerin, die »Räuberchen« zu mir sagte und: »Heut' ist der Schlingel aber wieder wild.« Und die schöne, junge Anuschka, bei der es immer sehr temperamtentvoll zuging.

Und die schöne Susi mit den engen, schwarzen Lederklamotten, den knallroten Lippen mit schwarzen Rändern und dem schwarzen Dildo, die sich immer was Besonderes für mich ausdachte. »Du bist ein Gesprächsperverser«, sagte sie. »Komm her, du alte Sau!« Sie war für mich die Inkarnation der Geilheit. Bei ihr war ich oft völlig außer mir, besinnungslos. Viel Geld habe ich zu ihr getragen und mein Sparbuch aufgelöst und meinen Dispositionskredit erhöhen lassen.

Und ich war immer weiter auf der Suche. Transvestiten, Schwule: der kleine Japaner mit dem kleinen Schwanz im Homo-Kino in der Motzstraße, dem ich einen blies, während auf der Leinwand gut gebaute Männer ihre großen Schwänze ins Bild hielten. Die Sucht nach Neuem, nach Außergewöhnlichem. Rozanne überredete ich, mit mir in den »Club für tolerante Paare« zu gehen: Ficken auf offener, rotplüschiger Bühne. Ficken im Stundenhotel, im Puff, im Auto auf einem finsteren Parkplatz, im schäbigen Wohnzimmer einer ältlichen Freizeithure – nebenan saß ihr minderjähriger Sohn vor dem Fernseher –, im stinkigen Hinterzimmer eines Filmclubs, auf dem riesigen Wasserbett in einem Luxuspuff, hinterm Vorhang in einem stockdunklen Séparée.

Auf der Suche, rastlos

Ich ging in Bordelle, in Porno-Kinos, in Séparéebars. Als eines Tages Rosis Kollegin mit meiner ausdrücklichen Zustimmung in der anderen Hälfte des breiten Bettes ihren Kunden bedient, erregt mich das sehr: Kunde und Voyeur. Bezahle Rosi, damit sie das noch einmal arrangiert.
Viele, viele Stunden verbringe ich auf der Straße. Kenne den Straßenstrich, den Autostrich, weiß, wo die billigen, wo die teuren Frauen stehen, wo die jungen Fixerinnen, wo die Transvestiten, kenne diverse Clubs und Bars, die Puffs in vielen Städten. Könnte einen der in Porno-Kinos erhältlichen »Stadtführer für Männer« schreiben. Mit traumwandlerischer Sicherheit finde ich in einer mir völlig unbekannten Stadt das Rotlichtviertel. Ganzkörpermassagen, Modelle, Hostessen, Herren-Clubs, Herren-Sonnenstudios, Begleitagenturen, Stundenhotels und Pärchen-Clubs.
Ich lese die Club- und Modellanzeigen in der »BZ« mit Unruhe. Rufe an: »Hallo, ich würde gerne mal bei Ihnen vorbeikommen.« Mache mich auf den Weg mit wachsender Erregung. Die Empfangs- und Telefondame öffnet mir, führt mich in einen Raum, biedere deutsche Wohnstube, Zeitschriftenständer mit Playboy und Praline. Ich setze mich, sie klärt mich über die Preise auf. Dann schickt sie die verschiedenen »Mädchen« herein. Zwei, drei, vier auf geil zurechtgemachte Frauen kommen nacheinander, geben mir die Hand, stellen sich vor: Nicola, Moni, Vanessa und Peggy.
Zum Schluß kommt wieder Erika, die Empfangsdame. Sie will wissen, für wen ich mich entschieden habe. »Eine schwere Entscheidung«, sage ich. »Sie können auch zwei Mädchen haben«, sagt die Empfangsdame. »Dann schicken Sie mir mal Vanessa!« Habe mich für die üppige, blonde Biedere entschieden. »Ich schick' sie dir rein! Möchtest du was trinken?« – Vanessa kommt mit einem Glas Orangensaft und einem Handtuch. Wir erledigen zuerst das Finanzielle: 150 DM. Sie führt mich ins Bad, wäscht mir

überm Waschbecken den Schwanz. Ich streichele ihr den Rükken.
Manchmal gibt es auch ein Fotoalbum und eine handgeschriebene Preisliste. Für 100 DM extra darf man auch Bilder machen. All diese Rituale, immer irgendwie gleich und doch jedesmal unterschiedlich, sind Teil der Erregung.
Das Lesen von Kontaktanzeigen, die Telefonanrufe, das Umherlaufen, das Suchen: das Ansprechen der Frauen bereitet mir tranceähnliche Zustände der Besessenheit: Ich klappere manchmal mit den Zähnen, mein Herz schlägt schneller, ich bin nicht Herr meiner Sinne, Adrenalinstöße. Ich muß jetzt Sex haben. Nichts kann mich aufhalten: nicht die tausendfach bestätigte Erfahrung, daß es mir hinterher schlecht geht, kein Blick auf meine Kontoauszüge, mit rationalen Argumenten komme ich mir nicht bei. Kontrollverlust, Endorphinproduktion. Ich hänge an einem Gummiseil, das meinen Spielraum stark begrenzt, das mich immer wieder zu einer neuen Möse hinzieht. Ein an einem Pfahl angebundener Ziegenbock. Ich will nicht und geh'. Ich will nie mehr und denke an nichts anderes. »Nie wieder gehe ich!« und bin eine halbe Stunde später bei Miriam, der schwarzen Perle. Nie mehr – bis nachher.
Rauschartige Zustände vorher, rauschartige Zustände beim Sex: Eine Nutte flüchtete in die Zimmerecke. Sie dachte wohl, ich kriege einen Anfall. Eine stimmungsverändernde Droge, tranceauslösend, der Endorphinstoß. Es ist meine fehlgeleitete Bedürftigkeit: Auch der schäbigste Fick ein lebendiger Mensch, Hautkontakt. (Und bei Mutti mußte ich doch auch immer zahlen.) Männlichkeit, Macht, Lebendigkeit. Automatisierung, Internalisierung, ich bin eine Marionette meiner Lüsternheit. Außerdem ist es eine druckmindernde, angstbetäubende Droge.
Ich habe eine Verabredung mit Kollegen, Angst, Unsicherheit und Druck: Ich habe noch eine halbe Stunde Zeit, gehe in ein Sex-Center in eine »Solo-Filmkabine«: Eine Frau steht dicht vor mir mit gespreizten Beinen, dreht mir ihren Arsch zu, bückt sich tief. Für einen Aufpreis darf ich sie anfassen. Spritze auf das bereitgelegte Küchenrollenpapier. Raffe meine Hosen wieder hoch. Wasche mir in einem stinkigen Kabuff die Hände. »Laß dich mal wieder sehen!« sagt sie. Fünf Minuten Geilheit statt Angst.

Nur hinterher ist der Druck noch größer. Wie nach dem Rausch. »Postkoitale Depression«. (Steht gar nicht in meinem Psychiatriewörterbuch.) Da hilft nur eins: weitersaufen. Damit der schlechte Geschmack weggeht.
Je anonymer die Beziehung zu der Prostituierten, je häßlicher sie war, desto ungehemmter wurde ich. Die Strafe, die ich verdiente, habe ich oft gleich eingebaut: Spaß darf es eigentlich nicht machen.
Ich bin halt ein katholischer Hurenkunde.
Zu einigen Frauen gehe ich öfters: Aber nach dem dritten, vierten Mal ist meistens der Reiz weg. Die Suche, die unbekannte Frau, die Ungewißheit, die Phantasien von außergewöhnlichem Sex, die Anonymität gehören dazu.
Ich lese: Männer gehen zu Prostituierten, weil sie bei ihnen etwas suchen, was sie bei einer anderen Frau in dieser Intensität nicht bekommen: die absolute Verfügbarkeit und das Gefühl der totalen Macht. Vielleicht spielen bei mir auch solche Gründe mit: die Macht des schwachen Mannes, Verachtung, Rache und Bestrafung. Ich bin nur Mann, wenn ich ungehemmt zustoßen kann. Die volle Potenz entwickelt der Mann erst, wenn er ein erniedrigtes Sexualobjekt vor sich hat. Sagt Sigmund.
Oft hatte ich aber ein Gefühl der Ohnmacht, der Scham, fühlte mich abhängig und gedemütigt, in einer unterlegenen, lächerlichen Rolle, ausgeliefert. Habe Demütigungen, Betrug, Diebstahl schweigend und mit einer gewissen Befriedigung über mich ergehen lassen.
In meine Sexualität kam zunehmend eine Tendenz zu Haß, Ekel, Gewalttätigkeit und selbstzerstörerischer Destruktivität. Sadismusphantasien: Die junge Fixerin mit dem schönen Busen und dem leeren Blick nehme ich mit in meine Wohnung, fessele ihre Hände mit Blumendraht auf dem Rücken, den einen Fuß binde ich ans Bettgestell, lege sie auf die Seite, tue ihr weh, erwürge sie, während ich sie ficke.
Meine Todesficks. Suizidalsex. Sexualität als Selbstbestrafung. Nur die Venen sind noch heil. Der goldene Schuß.

Heiligabend

Ich sitze allein zu Hause. Esse festlich. Mir geht es gut. – Sehe den Kerzenschein aus den Wohnungen gegenüber: Mir zerreißt es das Herz. Trinke Kognak, es wird nicht besser. Ziehe mir meine Schuhe an: Ich brauche jetzt einen angemessenen Höhepunkt. Höhepunkt des Weihnachtsfestes, Höhepunkt des Jahres: will den Heiligen Abend mit einer möglichst heruntergekommenen Prostituierten verbringen. – Im Puff ist alles zu und dunkel. Alle Huren haben ihr Zuhause. Es regnet. Die Straßen sind leer. Überall hinter den Fenstern die Weihnachtsbeleuchtung. Ein Weihnachtslied aus meinen Meßdienertagen fällt mir ein: »O liebes Kind, so bloß und arm, dich unser aller heut erbarm!« Was mache ich hier auf der Straße? Will umkehren, doch irgendwo am Bahnhof steht im Regen eine junge Fixerin. Sie sieht sehr kaputt aus. »Hätt' ich nicht gedacht, heute abend noch einen zu finden«, sagt sie. Ich schlage ihr vor, zu mir zu fahren. »Wenn du mir ein bißchen mehr gibst.« Claudia sitzt neben dem Gabentisch für meine Kinder. Ich schaue sie an, während sie mich »bedient«. Sie ist noch sehr jung. – Ich mache ihr etwas zu essen. Sie trinkt aber nur ein Glas Wein und ißt ein bißchen Schokolade. »Das schenkst du alles deinen Kindern?« Ihr Freund ist im Knast. Sie hat keine Wohnung. Sie weiß nicht, wo sie heut nacht schlafen soll. Ich biete ihr ein Bett an. »Gern. Finde ich ganz lieb!« sagt sie. Sie ist sehr unruhig, schaut ständig auf die Uhr. Muß vorher noch zu einer Freundin. Ich gebe ihr zum Abschied noch zwanzig Mark extra fürs Taxi und meine Telefonnummer. Sie will in einer Stunde wieder da sein. Ich frage sie, ob sie meinen Wohnungsschlüssel haben will. »Nein, ich bin ja gleich wieder da. Du bist echt in Ordnung!« sagt sie. Ich mache ihr das Bett auf meiner Couch. Liege lange wach und weine. Schlafe schlecht, weil ich Angst habe, das Telefon oder die Wohnungsklingel zu überhören. Aber sie kommt nicht. Ich habe auch nicht wirklich damit gerechnet. Suche in den nächsten Wochen stundenlang nach ihr. Habe sie nie wieder gesehen.

Ein Abend in H.

Ich komme abends in H. an; der nächste Tag wird ein anstrengender Arbeitstag. Spüre den Druck. Stelle meinen Koffer im Hotelzimmer ab. Spreche einen Taxifahrer an. Keine halbe Stunde nach meiner Ankunft bin ich im Puff. »Nen schönen Abend noch!« wünscht mir der Taxifahrer.

Eine Imbißbude, ein stinkendes Pissoir, ein Taxistand. Eine Sichtblende aus Stahl vor dem Eingang.
Eine abgesperrte Straße, kleine Häuser mit großen Schaufenstern, mit roter, mit blauer Beleuchtung. Auf den Fenstern Nummern oder Namen.
In den Vitrinenfenstern sitzen viele Frauen, einige stehen vor den Häusern. Alte und junge, Durchschnittsfrauen und sehr attraktive. Üppige und schlanke. Weiße und recht viele schwarze. Zwei schwarze Frauen unterhalten sich laut in Spanisch. Ich verstehe einige Wörter.
Manche in schwarzem Leder, manche in knappen Bodys, Arsch und Busen nur knapp bedeckt, manche in weißen Corsagen. Andere recht seriös, in Kleid und Bluse.
Ein fliegender Händler geht von Haus zu Haus: Überm Arm Wäsche und Kleider. Ein Dutzend Paar Stöckelschuhe an der Hand.
Viele Männer gehen langsam umher, viele stehen in sicherer Entfernung, beobachten lange das Geschehen. Geht einer zu einer Frau hinüber, ist es ein bißchen wie Spießrutenlaufen. Die Frau öffnet das Fenster einen Spalt, eine kurze Verhandlung. Sie schließt das Fenster, zieht den dichten Vorhang zu. Der Mann betritt das Haus. Nach knapp zehn Minuten wird der Vorhang aufgezogen, einen Augenblick später kommt der Freier aus der Haustür. Schaut sich nicht um, geht eiligen Schrittes weg. Die Schnellen waren schon bei einer Prostituierten, sind bedient.
Einige Frauen laufen umher, sprechen die Männer an: »Na, Süßer, gehste mal mit?« »Jetzt bleib doch mal stehen!« Die meisten Männer weichen aus, beschleunigen ihre Schritte, wenn eine

Frau auf sie zukommt. Eine Hure stellt sich mir in den Weg. »Warte mal!« »Ich muß mich noch ein bißchen umschauen«, sage ich und gehe weiter. »Die anderen sind auch nicht schöner!« ruft sie mir nach.
Einige türkische Männer reden miteinander. Alle anderen gehen und stehen allein, stumm, mit hochgeschlagenen Kragen. Man möchte nicht erkannt werden.
Mein erster Abend in H., ich laufe schon fast eine Stunde durch diese Straße. Auf und ab. Der Frau, die mich angehalten hat, weiche ich jedesmal aus. Es nieselt. Ich friere. Spanne meinen Schirm auf. Spüre die diffuse Mischung aus Aufregung, Geilheit, Druck, Leere und Sehnsucht.
Ich bleibe an einer Wand stehen, schaue mir die Frauen in den erleuchteten Fenstern gegenüber an. Einige winken auffordernd, wenn ich zu ihnen hochschaue. Manche lesen; in vielen Zimmern sieht man das bunte Licht eines Fernsehapparates.
Ich such mir eine junge Schwarze mit großen Brüsten und einem schönen Gesicht aus. Schaue zu ihr hinüber, sie nickt mir zu, spitzt die Lippen. Ich setze mich scheinbar ziellos in Bewegung. Hoffentlich treffe ich keinen meiner Kollegen. Ich hätte warten sollen, bis es richtig dunkel ist, denke ich, während ich mich zwinge, langsam auf das Haus zuzugehen. Bei den letzten Schritten senke ich den Kopf, werde immer schneller. Ich höre, wie sie den Vorhang zuzieht. Verdammt, die Haustür ist verschlossen. Ich muß warten. Spüre die Blicke der anderen Männer in meinem Nacken. Endlich geht die Tür auf.
– Ich klapp' den Kragen hoch, spanne den Schirm auf, geh' eiligen Schrittes zurück zum Taxistand. Mir geht es nicht gut. Die Angst vor dem morgigen Tag ist wieder da. Werde mir im Hotel noch eine Flasche Rotwein kommen lassen.
Auf der Rückfahrt entscheide ich mich anders. Der Taxifahrer lädt mich in der Nähe des Hotels »Bei Zazza« ab, der »Séparéebar für höchste Ansprüche«. Ich bin der einzige Gast. Drei Frauen setzen sich auf die Barhocker an der Theke. Ich schau sie mir an, proste einer attraktiven Blondine zu. Sie steht auf, setzt sich neben mich, legt mir ihre Hand auf den Oberschenkel. Eine blondgefärbte Polin. Spricht wenig deutsch. Sie klärt mich über die Preise auf. Mit Theresa und einer Flasche süßem Schaumwein lande ich im en-

gen, stockdunklen Séparée. Theresa küßt mich. – Ich wasche mir die Hände im Sektkühler. Theresa wirft die Servietten und das benutzte Präservativ hinein. Bezahle 320 DM per Eurocheque. Um zehn nach zwei bin ich wieder im Hotel. Der Nachtportier holt mir eine Flasche »Côte du Rhône« und ein Weinglas.

O Herr, erlöse mich von diesem Elend

Gut erholt kam ich am Montagabend aus dem Urlaub zurück. Ein schöner Urlaub: Französisch-Sprachkurs, sportliche Fahrradtour. Ich fühl' mich wohl.

Montag: Erschöpft von der Reise fahre ich noch nachts um zwei in den Puff. Der Weg dorthin: Teil der Erregung. Ich gerate an Sonja, die Professionelle mit den verschiedenen Dildos, dem Stöckchen, den Streifen vom schwarzen Nylonstrumpf zum Sackabbinden, den Brustwarzenklammern und mit Poppersfläschchen. Sie macht auf ungeheuer wild: »Komm, fick mich, du geile Sau.« Sie hat mich Poppers riechen lassen. Ich war enthemmt, mir war sehr unangenehm schwindlig. Ich fahre nach Hause, und mir ist schlecht (200 DM). Doch damit ist es nicht getan.

Dienstag bin ich in meinem Stamm-Herren-Sonnenstudio: eine große Frau, die kaum ein Wort spricht. Cunnilingus (150 DM). Mir geht es schlecht. Der üble Geschmack geht trotz Schnaps und einer ganzen Flasche Soave nicht weg. Obwohl ich keinen Hunger habe, gehe ich beim Italiener essen. Zu Hause fresse ich weiter. Trinke Wein und Schnaps.

Mittwoch: Bei Sonja habe ich – o schlechter Herrenwitz – meine Armbanduhr liegenlassen. Nein, ich will es nicht. Doch jetzt erst recht. Besinnungslosigkeit, strafende Rache. Ich weiß nichts. Am Mittwoch bin ich also wieder bei Dildo-Sonja (150 DM).

Donnerstag bin ich im »Club Moni« und habe mich für 400 DM von der Chefin und von Claudet, der schwarzen Perle der Karibik, gleichzeitig bedienen lassen. Sie knien beide vor mir auf dem Teppich. Zur Strafe geht es weiter: Zuspitzung.

Freitag: Ich lasse auf dem illegalen Straßenstrich eine ganz junge Nutte in mein Auto steigen. Eine Fixerin. Sie ist auch ganz weit von sich entfernt. Leidensgenossin. Sie dirigiert mich auf irgendeinen dunklen Fabrikparkplatz. Ein Gummi hat sie nicht dabei. Das kommt mir sehr gelegen. Russisches Roulette. Ich hab nicht mal gesehen, wie sie aussieht.

Samstag: Ich lese eine heruntergekommene Straßennutte an der Hauptpost auf. Eine völlig kaputte Alkoholikerin, sie stinkt nach Schnaps und billigem Parfüm. Ich muß vorher an einer Tankstelle halten. Sie kauft sich zwei Fläschchen Dornkaat. Eines trinkt sie noch im Auto. Ich nehme sie mit zu mir. Sie liegt mit ihrem ausgemergelten, blaugeschlagenen Körper auf meiner schönen neuen Ligne-Roset-Couch und hat ihre Socken anbehalten. Ich ficke sie sehr grob mit einer Mischung aus abgrundtiefem Ekel, Haß, aber auch hemmungsloser Geilheit. Verzeih mir, Schwester. Sie sagt zu mir »Liebling« beim Ficken und: »Du bist 'ne Maus« (100 DM). Ich fahre sie zu ihrem Standplatz. Als ich dann in meine warme Wohnung zurückkomme, den Dornkaat-Parfüm-Gestank in meinem Wohnzimmer rieche, muß ich kotzen.
Die Woche ist rum – Sonntag hatte ich frei –, und ich habe mich noch nie in meinem Leben so abgrundtief beschissen, so verzweifelt gefühlt. Ich hole meine Betablocker-Vorräte, 300 Stück, hervor, lege sie vor mir auf den Tisch und habe nur noch einen Wunsch:
O Herr, erlöse mich von diesem Elend. In Ewigkeit, Amen!

Endlich kam ich an den Punkt

Psycho-Klinik, Sonntag, 21 Uhr:
Ich stehe am offenen Fenster. Höre den Wind in den Bäumen, spüre ihn kalt auf meiner Haut. Ich friere, ich lebe. Ich möchte weinen, doch mir fehlen die Tränen.
Ein Satz, auf dem letzten AS-Meeting vorgelesen, kommt mir in den Sinn:
»Ich kam endlich an den Punkt, an dem ich die Wahrheit über mich erkannte und verzweifelte: Das war der Anfang.«
Ich lese jetzt noch die letzten Seiten in meinem Klinikbuch. Dann gehe ich ins Bett. Meine Stellungnahme morgen: Trotz allem Schmerz, trotz aller Verzweiflung: Ich bin ganz zuversichtlich.

Mutti ist im Konsum

Station »Josef«:
Mein letzter Tag. Gestern haben sie mir die Fäden gezogen, morgen werde ich entlassen, Prof. R. hat sich persönlich von mir verabschiedet: »Ein blutender Meckel. Die Aufnahmen sind hervorragend geworden. Und dann hören Sie erfreulicherweise auch noch Jazz. Ich wünsche Ihnen alles Gute!« Mich überkommt ein bißchen Wehmut, Sehnsucht nach der Intensivzuwendung, nach den schützenden Mauern des Krankenhauses.

Sehnsucht

Einmal in meinem Leben
war ich ein interessanter Fall:
Der letzte blutende Meckel
kam aus Kreuzberg
und liegt schon zwölf Jahre zurück.
Einmal in meinem Leben
ein Fall für Experten:
Aufmerksamkeit, Zuwendung
und Besuch.
Eingegangen in die Fällesammlung
von Professor R.
Selbst schwerste Verstümmlungen
scheuen Gefangene nicht,
um der Zelle zu entfliehen.
– Sehnsucht nach den dicken Wänden,
Sehnsucht nach schneidenen Händen.

Ich bin wieder zu Hause. Der Regulator tickt wieder. Bin noch sehr schwach. Muß noch an meinem Klinikbuch arbeiten. Ich müßte das Ganze noch mal überarbeiten.

Deckel zu, Affe lebt noch

Alles schön abheften, den Aktendeckel zu,
das Tintenfaß fest zugeschraubt.
Es könnte Flecken geben, Selbstbefleckung.
Das wollen wir doch alle nicht:
Mutti, Papa, Lehrer Fromme, Lehrer Klinger,
Pastor Güldenberg, Kaplan Rattey und Clemente!
Tante Emmi nicht vergessen!
Drum fest den Deckel zu, ganz fest,
der Vorgang ist bearbeitet.
Und mach den obersten Knopf am Hemde zu, W.!
Und kämm dich mal, hinten auch!
Und bürst dir mal den Mantel ab!
Und zieh deine Pattchen an!
Vergiß den Daumen nicht!
Und schon deine Sachen, Junge!
Und spar dir dein Geld! Und geh zum Frisör!
Kannst du nicht hören?
Wir machen alles nur für dich
und dann kein bißchen Dankbarkeit!
Uns geht es so leidlich,
wenn man die Tränen nicht zählt,
die Mutti wegen dir vergießt.
Wo man alles für dich tut,
muß man sich so was sagen lassen.
Oder brauchst du nichts mehr von uns?
Doch, halt, ich brauch noch was,
bleibt stehn!
Doch Mutti ist im Konsum,
Und Papa hört die Klingel nicht.

Ich stecke fest

Seit vierzehn Tagen bin ich wieder zu Hause. Heute wieder ein Tag voller Unruhe. Diffuse Unruhe, diffuse Sehnsucht. Irgendwer soll mich von irgendwas erlösen. Jeden Tag schließe ich mit Ungeduld den Briefkasten auf, erwarte Post, wichtig, persönlich, kontaktaufnehmend. Ich weiß nicht genau von wem, aber warte ungeduldig auf den Briefträger. Warten auf den Messias, den Briefträger, den Erlöser aus allem Übel. Vielleicht habe ich morgen einen interessanten Brief im Kasten: E. will mich heiraten; eine schöne, mir bisher unbekannte Frau will ihr Leben mit mir teilen; die Klassenlotterie hat übersehen, daß ich in der 81. Ausspielung eine Million gewonnen habe, sie überweisen den Gewinn mit gleicher Post; Marion will mit mir sprechen.
In der Nacht hatte ich einen Traum:
Ich stecke in einem Fahrstuhlschacht, stehe auf der Fahrstuhlkabine. Der Fahrstuhl fährt nach oben, stoppt. Ich bin zwischen Fahrstuhl und Schachtdecke eingeklemmt. Ich muß mich befreien. Entdecke ein verschlossenes Rohr, öffne mühsam die Klappe. Eine zähe, grüne Flüssigkeit läuft heraus. Ich zwänge mich durch das enge Rohr nach draußen. Bin in einer großen Halle mit riesigen Fensterfronten. Aber ich kann mich kaum bewegen, meine Füße stecken immer noch fest. Draußen stehen Menschen. Sie müssen mir helfen. Werfe Ziegelbrocken auf die Fenster. Doch die Leute draußen verstehen mich nicht; nein, sie drohen mir.

Stellungnahme

Psycho-Klinik, Montag, 8.45 Uhr:
Komitee mit Team. TOP 3:
Meine Stellungnahme.
Habe mir ein Unterhemd angezogen, damit die Schweißflecken nicht so schnell durchkommen. Aber ich bin ruhiger als am Freitag. Klausurklarheit. Hannes hält mir die Hand.
Zu meinem Rückfall sage ich u. a., daß hier meine grenzenlose Bedürftigkeit nach Zuwendung, mein Drang nach männlicher Selbstbestätigung, die Zwanghaftigkeit, mich ständig in sexuelle Situationen zu begeben, die Verwirrung meiner Werturteile (»Der Sexsüchtige weiß überhaupt nicht mehr, was richtig und was falsch ist.« AS) und Sex als lang eingeübte, einzige Form der Kontaktaufnahme zusammenkamen.
Ich erzähle dann offen von meinen Überlegungen des Wochenendes. Erzähle, welche Rolle die Sexualität, welche Rolle Frauen für mich immer spielten. Sex als Trost, als Stück Lebendigkeit. Als einzige Form der Zuwendung, Belohnung. Aber auch als eine Form des Kontaktes, mit der ich sehr gut Nähe vermeiden kann. Sage, daß für mich alle Zweifel an meiner Sexsucht, die ich vorher immer noch hatte, ausgeräumt sind. Bin beim Reden ganz bei mir.
Ich setze mich. Ein Moment ist Schweigen. Dann meldet sich Heinz. Er steht steif wie immer auf, wartet, bis ich mich auch wieder erhoben habe, und schnarrt:
»Ich bin Heinz, Alkoholiker und sexsüchtig. (Er sagt das letztere immer mit klammheimlichem Stolz.) Wir sollten nicht weiter über Wolframs Rückfall sprechen, denn dazu müßten wir endlich mal Sonjas Anteil klären. Und die ist ja nicht mehr hier.«
Mir ist sein Beitrag ein bißchen peinlich. Aber jetzt melden sich mehrere. Ich bekomme sehr positive und verständnisvolle Rückmeldungen. Viele Männer erkennen sich wieder in meinen Erzählungen.
Chefarzt Gregor bietet mir an, in der anschließenden Kerngruppe

mit mir zu arbeiten. Ich freu' mich. So kann man hier durch einen »Rückfall« besondere Zuwendung bekommen. Auch eine ganz neue Erfahrung.
Dann folgten für mich die zwei intensivsten und anstrengendsten Stunden in meiner bisherigen Therapiekarriere. Wir kamen sehr schnell von der Sexualität auf die Gefühle von Einsamkeit und Verlassenheit. Ich erzähle die Geschichte, als mein Vater mich bei der Hand nahm, um sich beim Vater eines anderen Jungen, der mich geschlagen hatte, zu beschweren.
Erzähle, wie ich wehrlos die Schläge und die Demütigung des Jungen über mich ergehen ließ, zu Hause meine Mutter über die zerrissene Jacke zeterte, mein Vater – auf Drängen meiner Mutter – mit mir zum Vater des Jungen ging und – ohne zu Wort zu kommen – hilflos und geschlagen wieder abzog und ich tief beschämt war.
Ich soll diese Situation in einem kleinen Psychodrama nachspielen. Unter den Anwesenden muß ich mir Vater, Mutter, Jungen etc. aussuchen. Ich knie – halb blind ohne Brille – auf der Matte; Thomas, der Praktikant, wirft mich mit offensichtlichem Vergnügen immer wieder um, verhöhnt mich. (Hinterher ist er über sich selbst erschrocken.) Dieses Spiel kommt mir unerträglich vertraut vor. Nach zwei Minuten liege ich wimmernd in der Ecke.
Monika als meine Mutter lamentiert dann erschreckend echt über meine Jacke, Horst als wirklicher Leisetreter braucht sich als Vater nicht anzustrengen. Es ist alles verblüffend authentisch, viele meiner Kindheitsgrundgefühle sind ganz deutlich da, es kommt mir alles hoch. Erschreckend klar und schmerzhaft, zum Erbrechen.
Anschließend soll das ganze Spiel noch einmal mit meinen »Idealeltern« stattfinden, um eine Alternative zu erproben. Doch es ist mir unmöglich und fremd, mir Trost bei meiner Idealmutter Gabi zu holen. Ich bringe es nicht fertig: Es ist zu ungewohnt.
Nachdem mir das nicht gelingt, soll ich wenigstens meine Wut rauslassen. Ich versuche ein bißchen zu schimpfen. Aber es ist kläglich: Ich verkrampfe mich, all meine Kraft geht weg, Hyperventilation, Mundkrampf, Hühnerpfötchen. Ich liege regelrecht gelähmt und heulend auf der Matte. Kloß und Schmerzen im Hals, dann Magenschmerzen. Gregor drückt mir auf den Bauch. Ich bin kurz vorm Kotzen. Allmählich wandert der Schmerz in meinen

Schwanz, da wird es bezeichnenderweise deutlich besser. Der früh eingeübte Kompensationsmechanismus: Sexualität als einziger Trost.
Dann zwingt Gregor mich, mich an die Brust meiner Wunschmutter zu legen, Herz an Herz, zwingt mich, sie zu umklammern. Drückt mich beinahe gewaltsam an sie.
Es fällt mir sehr schwer: Abwehr, Fremdheit, Vergeblichkeit. Zuerst bekomme ich einen noch heftigeren Heulkrampf, doch dann wird es allmählich besser. Und ich fühle mich wie ein geborgenes Kind. Ein ganz neues, wunderschönes Gefühl.
Gregor braucht lange, um mich in die Gruppenrealität zurückzuholen. Mir ist der ganze Auftritt furchtbar peinlich, sitze da mit Tempotüchern vorm Gesicht. Er fordert mich auf, alle einzeln und ausgiebig anzuschauen.
Wegen Erschöpfung und Kreislaufproblemen kann ich anschließend nicht aufstehen, nachts nicht schlafen. Trotzdem geht es mir sehr gut. Ich bin sehr offen. Mein emotionales Büchsenöffnererlebnis.

G., den 2.4.

Lieber M., mein Freund!
Befinde mich in einem diffusen Zustand im Moment.
Einerseits geht es mir seit einigen Tagen recht gut. Ich habe das Gefühl, offener geworden zu sein, Panzer und Bleigewichte verloren zu haben. Habe viele schöne und recht herzliche Kontakte zu den Menschen hier und in der letzten Woche gute Gespräche geführt. Ich bekam viel Zuwendung: im Komitee bei meinen Stellungnahmen, in der Emo-Arbeit am Montag, positive Rückmeldungen auf dem Kerngruppen-Marathon. Ich habe Texte von mir vorgelesen und für meine kreative Ader viel Ermutigung bekommen.
Die herzlichen, offenen Kontakte gelangen mir leicht, ohne Anstrengung. Ich sauge sie auf wie ein trockener Schwamm. Ich habe das Gefühl – um in Gregors Bild zu bleiben –, ich bin weiter aufgetaut und nähere mich stark dem Gefrierpunkt. Professoren-Peter hatte in den letzten Tagen das Gefühl, ich ruhte in mir selbst. Dir fiel meine entspannte Stimme am Telefon auf.

Es ist wunderbares Wetter hier, habe mir gestern im Café Alpenblick einen leichten Sonnenbrand geholt. War am Samstag mit Anita im Ulmer Theater. Das Stück war eine blöde Hofintrige aus dem 18. Jahrhundert, aber alles andere war sehr schön. Schmusen im Foyer mit befremdlichen Blicken der Theaterbesucher, Abgang in der Pause, Mineralwasser im Café, schöne Gespräche, Schmusen im Auto. (Und das statt Männergruppe, die hab' ich ausfallen lassen.) Das war der schöne Teil der Woche.
Zugleich wächst bei mir Unzufriedenheit, ich habe ein schlechtes Gewissen, weil es mir gutgeht. Ich habe das Gefühl, etwas zu verpassen, meine Therapie nicht ernst genug zu nehmen, eigentlich abfahren zu können. Solange ich massive Zuwendung durch meinen »Rückfall« bekam, ging es mir gut. Jetzt habe ich schon wieder den Eindruck, ich bekomme nicht genug. Versorgungsmentalität.
Meine Themen bisher waren meine Sexsucht, meine Beziehungsunfähigkeit, die mangelnde Liebe und Zuwendung im Elternhaus, die dominante Sauberfrau und der Leisetreter, meine Isolierung. Habe hier auch schon viele wichtige Dinge und Verhaltensweisen erkannt, emotional mir aufgeschlossen, mir einiges überlegt für meine Rückkehr in den grauen Berliner Alltag.
Es stehen aber auch noch wichtige Themen aus: die unabgeschlossene Beziehung zu meiner Ehefrau, mein Narzißmus und meine unterdrückten Aggressionen.
Ich habe bisher nicht einmal geahnt, daß Wut ein Grundgefühl sein könnte. Das hat man mir schon ganz früh ausgetrieben. Ein bockiges, trotziges Kind: der Alptraum meiner Eltern. In meinem Leben gibt es ganz wenige Szenen, wo ich wirklich wütend gewesen bin. Meistens bin ich davongelaufen, habe alles still geschluckt oder war einfach gelähmt. All meine Wut richte ich vorwiegend gegen mich selbst, sie zeigt sich in meinen Körpersymptomen. Vielleicht auch noch in meinem Verhältnis zu Frauen, ich »bestrafe« sie. Mit Haß und Verachtung im Bauch habe ich die stärksten Erektionen. Ich kann ja auch bei manchen Leuten sehr verletzend-ironisch sein, auch da bricht sich meine Aggression Bahn. Und in meinem Jähzorn als Kind, meinen Mordphantasien gegenüber meiner Ehefrau. In meinen Mordträumen.
Hier kriegt keiner meinen Ärger, meine Wut mit, ich erlaube sie

mir gar nicht. Professoren-Peter hat mich in einem Bild einerseits als heulenden Wolf vor dem Abgrund, andererseits als »gütigen Großvater« beschrieben. Ärger und Wut rauszulassen, Beziehungen dabei nicht abzubrechen, das wäre für mich auch noch ein sehr wichtiges Thema und Übungsfeld.
Ein weiteres Thema, das mich sehr beschäftigt, ist das Ausfüllen der Leere, die Lebensperspektive im Sinne von Lebenssinn. Was schütt' ich rein in die Leere, wenn es nicht mehr Sex, Fressen und Wein sind? Was bedeutet für mich der ganze spirituelle Touch, was ist meine höhere Macht, von der hier viel die Rede ist?
Werde bei halbwegs schönem Wetter über Ostern eine dreitägige Fahrradtour machen.
Ich freu' mich auf Dich, auf Deinen Besuch hier und umarme Dich!

Trockenbumsen

Wolfram mit der angenehmen Stimme. Das kommt, weil ich immer so viel Kreide fressen mußte. Gestern habe ich Stimmpflege betrieben. Ich war schreien.
»Unser methodisches Konzept verbindet Verfahren mit unterschiedlichen Ansatzpunkten, so vor allem Gestalttherapie, Casriel-Therapie, klientenzentrierte Psychotherapie, Psychodrama und Transaktionsanalyse sowie verschiedene körperorientierte Verfahren.«
Rita hat mir vor einigen Tagen mitgeteilt, daß ich ab sofort die Casriel-Therapie mitmachen soll. Casriel-Therapie, hier »bonding« genannt, von englisch bond, d. h. Bindung, Verbindung. Bonding, die Übung für emotional besonders verschlossene, gepanzerte Menschen, für Gefängnisinsassen entwickelt. Das ist genau das Richtige für mich. Schreien, um den Panzer zu knacken, der Schrei als Dosenöffner.
Wir versammeln uns im Emo-Keller, dem schalldichten, mit Matten ausgelegten, gepolsterten Raum. Die Gummizelle. Gregor gibt eine Einführung: Er stellt diese Stunden immer unter ein bestimmtes Motto. Ich habe ein bißchen Angst. Ich weiß nicht, was auf mich zukommt. Noch während Gregor spricht, schaue ich mich um. Mit einigen Leuten möchte ich diese Übung auf keinen Fall machen. Ich nicke Waltraud zu. Sie nickt – ein bißchen erleichtert – zurück. Ich habe eine Schreipartnerin.
Ich soll zuerst nach unten. Ich lege mich bequem auf den Rücken, ziehe das rechte Knie an. Waltraud legt sich auf mich, leicht auf Knien und Ellbogen abgestützt, so daß ich unten noch Luft bekomme. »Trockenbumsen«, sagt Gregor. Ich umfasse Waltraud mit beiden Armen.
Einen Moment lang ist es angenehm, dann ist es komisch, sehr ungewohnt. Eine fremde Frau liegt auf mir. Sehr nah. Ich spüre ihren kräftigen, sportlichen Körper. Mir fällt ein, daß sie sehr schön singen kann. Ich spüre ihre Wange an meiner, ich bin verwirrt. Zum Vögeln brauch' ich mehr Distanz.

Ich soll schreien. Habe große Hemmungen. Ich will ihr nicht ins Ohr brüllen. Ich kann nicht schreien. Ich habe noch nie geschrien. Ich bringe keinen Ton raus. Doch dann höre ich die anderen. Es wird immer lauter im Keller. Jetzt geht es bei mir auch. Ich schreie. Anfangs noch sehr zaghaft, dann immer kräftiger. Ein bißchen Traurigkeit und Lähmung kommt auf. Doch plötzlich muß ich lachen, weil Werner zwischen urgewaltigen Schreien mit immer den gleichen Worten seine Mutter beschimpft: »Du Treiber, ich bin nicht mehr dein Junge, du Luder.« Solche Wut täte dir gut, denke ich und fühle mich immer gelähmter. Meine Schreie werden immer leiser.

In der anschließenden Gesprächsrunde bekommt Lucia viel Zuwendung. Sie wird, was mich sehr berührt, »neu geboren«. Alle versammeln sich um sie, heißen sie willkommen. Plötzlich ist grenzenloser Neid, Wut, ist furchtbarer Haß da. Ich möchte sie alle umbringen, erschlagen, ich möchte die Wände, das ganze Haus, mit der Spitzhacke abreißen, einen großen Trümmerhaufen hinterlassen. Zwischen dieses verlogene Scheißpack schlagen, die Mauern umschmeißen.

Wut auf Enge, Muffigkeit und Schweigen, auf zugezogene Gardinen, auf zehntausend Ermahnungen und Gebote, auf katholische Strenge und schlechtes Gewissen, die erstickende Schwere, die lebensfeindliche Vorsicht, die fehlende Liebe, Wut auf eure ängstliche Leisetreterei, auf eure geizige Härte, auf eure übergroße Unfähigkeit, auf deine idiotische Ordentlichkeit, deine verdammten Handarbeitsdeckchen, deine Waschlappen und Bohnerbesen, deine Küchenschürze, Wut, weil ihr mich allein gelassen habt, weil ich euch nicht willkommen war. Wut auf eure Pflichterfüllung.

Ich sitze allein in meiner Ecke. Gregor will wissen, was mit mir los ist. Ich sitze stumm da, mit jagendem Herzen und bleichen Lippen und kann nicht sprechen. Mir ist schlecht. Meine Wut lähmt mich, macht mir große Angst.

Er kommt zu mir, er bearbeitet meinen Rücken mit seinem Ellenbogen. Ich muß aufstehen und Lockerungsübungen machen: mein Becken lockern, »Streitwagen« fahren mit lockeren Knien und den »Zügeln« in der Hand. Ich soll einen Ton machen. Und dann kommt ein Ton, ein gewaltiger, langer Schrei: Wut und Not. Ventil und Fanfarenstoß. Erlösend, erschöpfend, fast bis zur Besinnungslosigkeit. Ich spüre, Gregor hält mich. Irgendwann sinke ich langsam nach hinten weg. Schweißgebadet und schwer atmend liege ich auf der Matte. Rita deckt mich zu, setzt sich zu mir, hält mich.

Ich erhole mich schnell, spüre etwas Neues: eine neue, konstruktive Kraft, Lebensenergie. Hinterm Panzer steckt viel Power.

Den ganzen Abend tanze ich. »Du hast ein weiches Gesicht und eine ganz weiche Stimme bekommen.« Sagen alle. Und ich bin sehr offen. Panzerknacker.

Ein Edel-Sexsüchtiger

Freitag, 9.4.:
Vormittags schlechte Laune in der Kerngruppe. Fühle mich vernachlässigt. Nachmittags Gespräch mit Ruth. Sie war sauer auf mich, kritisiert meine bockig-infantile Haltung. Ist entsetzt über meine Osterausflugspläne. Und empört über meine Bemerkung: »Hätte ich dir bloß nichts davon erzählt!« Hat mir zur Auflage gemacht, am Montag vor dem Team mal wieder eine Stellungnahme abzugeben. – Nein, nicht schon wieder!
Mir ging es schlecht in der letzten Woche: Ich hatte keine Lust mehr auf die Menschen hier; Abreisephantasien. Vielleicht ein notwendiges »Zumachen« nach einer sehr offenen und sehr euphorischen Phase. Auch unklare Vorstellungen, wie es therapiemäßig mit mir weitergehen sollte. Unzufriedenheit über das Erreichte, Unklarheit über das noch Anstehende. Und zum dritten hatte und habe ich Probleme in der Kerngruppe durch einen massiven Wechsel. Es sind in der letzten Woche vier gegangen. Konkurrenzdenken: Ich komm' zu kurz durch die vielen Neuen.
Ich wollte über Ostern eine Fahrradtour machen. Zunächst allein, dann hat Renate Interesse angemeldet. Und wir haben vereinbart, über die Ostertage eine Tour mit Übernachtung zu machen. Habe dabei auf die Klarheit von R. vertraut. (Und heimlich auf ihre Unklarheit gehofft.)
Zugleich hatte ich Phantasien, mit Karin über Ostern zu verreisen. Als Alternativprogramm bzw. als erste Wahl. Ohne konkrete Planung. Aber mit konkreteren Phantasien.
Deutlich geworden ist mir, daß ich weiterhin sehr unklar bin. Meine alten Verhaltensmuster laufen beinahe automatisiert ab. Versuche, lose Kontakte zu knüpfen und mir dabei alle Möglichkeiten offenzulassen. D.h., ich bereite permanent den nächsten Rückfall vor.
Klar ist, daß ich immer noch die Illusion von der Trennung zwischen guter und schlechter Sexualität habe, daß ich mich mit der Trockenheitsdefinition von AS nur schwer anfreunden kann.

Und jetzt habe ich das Gefühl, man verlangt von mir wieder dasselbe wie in meiner katholischen Kindheit und Jugend: Verzicht auf jede Sexualität, Wiederholung dieses unsinnigen Kampfes. Dies ist neben der Selbstbestätigung und Zuwendung, die ich mir durch Sexualität hole, ein gewichtiger Grund für meine Widerstände. Mir wird immer klarer, wie schmerzhaft und radikal ich mit bisherigen Lebensweisen brechen muß. Und das macht mir angst. Ich bagatellisiere meine Probleme.

Montag, 12.4.:
Habe versucht, diese Überlegungen heute morgen vorzutragen. Wurde aber vom Team sehr schnell unterbrochen. Heidi meinte, ich solle zur Sache kommen, hat heftig ihren Unmut geäußert. Ich wollte dann zu meiner Ostergeschichte Stellung nehmen, habe den Unmut aber nur vergrößert. Man war der Meinung, ich rede um die Sache herum, sei unehrlich. Ich mußte mich wieder setzen und nach fünf Minuten einen neuen Anlauf nehmen. Diese offenbar im Team abgesprochene »Konfrontation« machte mich ausgesprochen sauer. Gregor meinte, ich inszenierte das Spiel aus der Emo-Arbeit, würde mir wehrlos Prügel abholen. Er könne meine Schwierigkeiten mit der Kapitulation verstehen, aber ich würde den anderen, dem Team, die Schuld an meiner Krise geben. Ich hätte schon einen Rückfall gebaut und würde gerade den nächsten vorbereiten. Er war noch der Verständnisvollste. Besonders meine Trennung von guter und schlechter Sexualität wird als Selbsttäuschung gegeißelt. Gregor meldet sich noch einmal zu Wort: »Du glaubst wohl, du wärst ein Edel-Sexsüchtiger. Du stellst immer noch Bedingungen. Du bist wie ein Alkoholiker, der sich mit Schnaps und Bier kaputtgesoffen hat und jetzt großmütig verkündet, er wolle auf den Schnaps verzichten.« Ich stehe – wie gehabt – schweigend da vor den siebzig Leuten. Doch dann kommt Wut hoch: »Ich weiß nicht, was ihr von mir wollt. Soll ich mich hier öffentlich kastrieren?«
Gregor: »Du hast einfach den ersten Schritt noch nicht getan. Wahrscheinlich mußt du noch tiefer und noch heftiger auf die Schnauze fallen.« Er fordert mich auf, mich in den nächsten Tagen mit dem Thema »Kapitulation«, dem ersten Schritt, auseinanderzusetzen und in der Vollversammlung darüber zu berichten.

Ich setze mich während seines Beitrages hin. Ich habe endgültig die Schnauze voll von Stellungnahmen. Ich habe die Schnauze voll von dieser Scheißklinik. Ich gehe auf mein Zimmer, werfe meine Wäsche in den Koffer, packe zusammen. Ich haue hier ab.

Ich gebe auf!

Ich beschließe, vor der Abreise noch einen Kaffee zu trinken. Nein, ich fahre erst morgen früh. Ich will mich noch von Karin und einigen anderen lieben Menschen hier verabschieden. Verdammt, ich weiß nicht, ob ich überhaupt vorzeitig abfahren soll.
Ich treffe in der »Badischen Weinstube« Peter, den Alkoholiker. Er sitzt mir bei Kaffee und Kuchen mit seinem freundlich-zerfurchten Intellektuellengesicht gegenüber und analysiert meine momentane Situation systematisch. Das bringt mich wieder zum eigenständigen Denken. Gestenreich redet er auf mich ein, auf keinen Fall abzureisen. Er hat recht, ich weiß es: Spätestens übermorgen bin ich wieder bei Moni, Nora oder einer anderen Hure. Mit unendlich viel größerer Verzweiflung und Hoffnungslosigkeit als jemals zuvor.
Und mit der Gewißheit: Mir ist nicht zu helfen. Die Abreise wäre tödlich für mich: Die Alternative heißt Leben oder Tod. Was ist mit mir in fünf Jahren, wenn ich so weiterlebe wie bisher? Entweder fünf zunehmend unglückliche und einsame Jahre und 130000 DM Schulden, oder ich hab' mich selbst umgebracht oder bin HIV-positiv und bring' mich dann um. Ich habe mich ja öffentlich fürs Leben entschieden, ich bleibe. Ich atme auf. Wenn ich bleibe, muß ich »kapitulieren«, mich zur Abstinenz bekennen. Das macht mir angst, aktiviert meine Widerstände. Angst, das aufgeben zu müssen, worüber ich mich bisher als Mann definiert habe, was seit meiner Kindheit als Kompensation für mich lebensnotwendig war, was mir Selbstbestätigung gebracht hat. Angst, wieder aussichtslos meine Sexualität bekämpfen zu müssen, wie ich es als Kind und Jugendlicher getan habe. Angst, etwas opfern zu müssen.
Ich habe bisher immer auf den dritten Weg gehofft, die schmerzlose Aufgabe meiner Puffbesuche, meiner destruktiven Sexualität. Alles andere behalte ich bei. Die Wunschvorstellung, ich könne mir die destruktiven Seiten unter Vollnarkose schmerzfrei wegtherapieren lassen.

Aber die Erfahrung von über zwanzig Jahren beweist mir, daß es diesen Weg nicht gibt. Ich habe nie das bekommen, was ich wollte. Die Diskrepanz zwischen meiner Sehnsucht nach guter, auch dauerhafter Beziehung und meiner Unfähigkeit, sie herzustellen, ist mir immer schmerzlicher bewußt geworden. Ich kann zu einem anderen Zustand nur kommen, wenn ich meine beziehungslosen, sexualisierten Kontakte aufgebe. Und ich kann nur beziehungsfähig werden, wenn ich lerne, daß es außer der Sexualität noch andere Beziehungsformen gibt. Wenn ich lerne, nichtsexuelle Nähe herzustellen. Wenn ich es schaffe, Geborgenheit zu spüren, es zu genießen, eine Hand zu halten, mich selbst anzunehmen. Ich muß Liebe lernen.

Meine Kapitulation ist eine schmerzhafte Kopfgeburt. Aber ich ahne, wie schön es sein könnte, Sexualität und Nähe zu integrieren. Ich kann nur freier werden. Ich beginne die Chancen einer Aufgabe, einer Kapitulation zu sehen. Die Freiheit, nicht mehr Sex um jeden Preis, nämlich um den Preis von menschlicher Nähe und Intimität haben zu müssen. Kapitulation als Befreiung. Opfern, um zu gewinnen. Ein bißchen Erleichterung kommt auf.

Seit Jahrzehnten kämpfe ich einen aussichtslosen, zermürbenden, krankmachenden Kampf. Ab morgen höre ich auf, ab morgen gehe ich nicht mehr in den Puff, ab morgen nehme ich ab, ab morgen arbeite ich kontinuierlich und regelmäßig. Unendlich viele Vorsätze, unendlich viele Schläge gegen mein Selbstwertgefühl. Statt dessen: meine Machtlosigkeit bekennen, bekennen, daß ich alleine hilflos bin, daß ich krank bin, daß ich Hilfe brauche – ein erlösender Gedanke. Nicht nachgeben und nicht dagegen ankämpfen: kapitulieren. Keine sinnlosen Willensanstrengungen, kein tödlicher Kampf, Kapitulation heißt Demut, heißt, keine Bedingungen mehr zu stellen, loszulassen, heißt offen und ehrlich zu sein: Hier stehe ich und komm alleine nicht zurecht, hilf mir. »Dein Wille geschehe!« Ich gehe zurück in die Klinik, packe meine Sachen wieder aus.

Am Abend im Aufenthaltsraum ein bißchen Schmusen mit Simone, meinem munteren Berliner Patenkind, mit der kleinen Viona und mit Karin. Ich hab' ein sehr schönes, vertrauenvolles Verhältnis zu ihr. An ihrer Schulter habe ich mich ein bißchen ausgeweint. Es geht mir wieder deutlich besser. Ich ahne, was mir fehlt.

Dienstag, 13.4.:
Heute morgen hat sich Gregor sehr mitfühlend bei mir erkundigt, wie es mir geht. Wir haben in der Kerngruppe fast eine Stunde über meine Schwierigkeiten der Kapitulation gesprochen. Er meinte, das wäre kein therapeutisches, sondern mehr ein spirituelles Problem. Und ich müsse es entscheiden. Hauptsächlich versuchte er mir meinen jetzigen Stand am narzißtischen Modell zu erklären. Mein grandioses Segment: Liebhaber von drei Frauen, von Frauen gelobter Liebhaber, erfolgreiche Arbeit. Mein minderwertiges Segment: eine einzige Absage, Gefühl, absolut uninteressant und durchschnittlich zu sein, Versager als Ehemann. Zwischen diesen beiden Segmenten liegt die vertikale Spaltung. Habe jetzt das Gefühl, mit der Kapitulation müsse ich das grandiose Segment aufgeben und mich immer im minderwertigen – was sowieso schon mein deprimierender Dauerzustand ist – aufhalten. Dagegen wehre ich mich heftig, die Aussicht macht mir angst. Aber laut Gregor kämpfe ich an der falschen Front. Beide Segmente sind Segmente des falschen Selbst. Darunter liegt das wahre. Da sind die echten, vielleicht ganz schlichten Bedürfnisse vom kleinen Wolfram. Und der will nicht dreimal in der Woche mit einer anderen Frau vögeln. Der will nur »auf den Arm«.

Donnerstag, 15.4.:
Mal wieder eine Stellungnahme von mir: Diesmal fiel es mir relativ leicht. Habe einfach offen und ehrlich von meinen Problemen mit der Kapitulation erzählt. Positive Rückmeldungen von Bernd, Rita, Gregor. Meine Auseinandersetzung mit dem Problem wurde glaubhaft. Bernd bietet mir ein Gespräch an. Wieder viel Zuwendung der Direktion für mich.
Die Diensteliste ist wieder einmal nicht vollständig: Für die Leitung der nächsten Vollversammlung werden noch zwei Leute gesucht. Ich schaue die kleine Berlinerin an, sie nickt. Wir melden uns. Ich freue mich.
Ich schau' sie gerne an, fass' sie gerne an, die kleine Frau. Ich glaub', ich liebe sie. Es gab noch nie in meinem Leben eine Frau,

die soviel über mich weiß, vor der ich so wenige Geheimnisse, zu der ich soviel Vertrauen habe, die mich als vertrauter Gesprächspartner, als väterlicher Freund, als Mann, als kleines, schwaches Kind anspricht. Noch nie in meinem Leben habe ich so lange intensiven Kontakt zu einer Frau gehabt, ohne mit ihr zu schlafen. Ich glaube, Karin ist meine erste Liebe. Es ist nie zu spät.
Am Nachmittag »bonding« mit Hannes. Viel Traurigkeit kam hoch. In seinen starken Armen ein bißchen geweint.

Sonntag, 18.4.:
Ausflug mit Karin zur – laut Knaurs Kulturführer – schönsten Barockkirche im Allgäu. Kultur, gutes Essen, Schmusen, VV-Vorbereitung unter dem Motto: Unterm Schmerz da sitzt die Freude.
Wir schmusen viel und sind ganz kreativ: Musik, Texte; wir malen ein Feuerwerksbild mit dem Motto frei nach Ringelnatz:

> Aus meiner tiefsten Seele zieht
> mit Nasenflügelbeben
> ein ungeheurer Appetit
> nach Freude, Krach und Leben.

Donnerstag, 22.4.:
Mit Karin und Bravour die Vollversammlung gemeistert. Den nichtöffentlichen Teil als Pflicht, den öffentlichen als glänzende Kür. Nach Eröffnung und üblicher Gästevorstellung zogen wir den Vorhang vor unserem Plakat weg. Ein Raunen ging durch den Saal. Ich habe das Motto vorgetragen. Lachen und Beifall.
Habe ein bißchen was zu diesem Motto erzählt. Daß es bei uns zu Hause andere Wahlsprüche gab: In Zukunft, da wird alles schlimmer, drum mach dir Sorgen, heut und immer. Junge, schon doch deine Sachen, im Leben gibt es nichts zu lachen. Habe vom Still- und Angepaßtsein als Haupttugenden erzählt: Während andere Kinder tobten, habe ich die Schubladen einer Kommode nur auf- und natürlich wieder zugezogen. Daß ich mich letztlich oft nur als unerwünschter Störfaktor empfunden habe. Warum das Motto also für mich viel bedeutet. Karin hat aus ihrer Geschichte einiges erzählt: wie sie spätestens vor der Haustüre Freude, Lautsein angesichts der kranken Mutter mit schlechtem Gewissen verbannte.

Dann habe ich einen selbstverfaßten Text aufgesagt: Leid und Freud der Therapie. Uschi, Hans und Werner haben sich verabschiedet. Ehemalige berichteten: Ein Alkoholiker mit langer Psychiatrieerfahrung, als hoffnungsloser Fall abgeschrieben, wie er mit Hilfe der AA Schritt für Schritt aus dem Sumpf herausgekommen ist. War sehr beeindruckend.
Zum Schluß haben Karin (Gitarre), Mechthild (Saxophon), Christina (Gesang) und Barbara (Cello) ein Chaos-Frühlingskonzert gegeben: Lachend, lachend kommt der Frühling. Verabschiedung.
Danach fielen mir dutzendweise die Leute um den Hals, haben uns zu dieser wunderschönen VV gratuliert: locker, souverän, schönes Motto, lebendig, freudig, selbstsicher, gute Texte, schöne Socken, rundum gut und zum Wohlfühlen waren einige der Kommentare. Keine einzige kritische Einschränkung. Auch am Nachmittag im Komitee viele lobende und begeisterte Rückmeldungen. Karin hat es kaum ausgehalten. Auch mir wurde mulmig, aber letztlich habe ich mich sehr gefreut.
Am Nachmittag lag ich mit Karin auf dem Bett. Fühlte erst jetzt die ganze Anspannung der letzten Tage. Hätte gern mit ihr geschlafen. Wir haben es zwar nicht getan, aber die Grenze von der Sensualität zur Sexualität recht deutlich überschritten. Dann habe ich plötzlich damit begonnen, Distanz zu ihr zu schaffen, sie und meine Gefühle zu ihr niederzumachen. Es war mal wieder ein Beziehungszerstörungs-Rückfall.
Ein Muster, das ich recht gut kenne. Ich sortiere vor und nehme nur Kontakt zu Frauen auf, die mich auch äußerlich ansprechen. Die anderen nehme ich gar nicht wahr. (Hier habe ich mich außer für S. – die ich ja vom ambulanten Gespräch her kannte – nie für eine Frau als Pate eingeschrieben, weil ich Angst hatte, es könnte eine unattraktive Frau sein.) Wenn der Alltag einsetzt, wenn ich »erfolgreich« aus der Bekanntschaft eine sexuelle Beziehung gemacht habe, kommen bei mir ganz viele Vorbehalte hoch, die zunächst die äußere Erscheinung der jeweiligen Frau betreffen. Ich suche Vorwände, um die Beziehung zu zerstören. Mit der Sexualität läßt die Attraktivität nach. Geilheit statt Interesse, Sex statt Beziehung, Möse statt Mensch.

Freitag, 23. 4.:
Die Geschichte von gestern löste bei mir grundsätzliche Zweifel an meiner Gefühlsfähigkeit aus. Recht bedrückende Zweifel. Ich kenne höchstens egozentrische Gefühle, aber so etwas wie wirkliche Anteilnahme an einem anderen Menschen, Empathie und Mitleidensfähigkeit fehlen mir oft.
Habe diesen mich erschreckenden Verdacht der Gefühlsunfähigkeit heute in die Kerngruppe eingebracht. Ich kam erstmals – nachdem immer nur Mutti eine Rolle spielte – auf Marion. Ich sollte ihr sagen, was mich bewegt, ihr meine Geheimnisse sagen. Es fiel mir sehr schwer: meine Unklarheit, Schuldgefühle, die Fülle der Probleme, die Sinnlosigkeit, ihre massive Ablehnung. Ich habe sehr gekämpft, bekam taube Hände und Füße. Sollte auf der Matte meine Energie ein bißchen verteilen. Aber die Lähmung wollte nicht weichen. Der übliche Mundkrampf. Leicht schmerzhaftes Gefühl im Bauch und im Schwanz. Rita legte sich auf mich wie beim Bonding. Ich habe geschrien, das war ganz befreiend. Doch plötzlich war es mir zu eng. Bin heulend zu A. geflüchtet. Rita meinte, das mit der Gefühlsunfähigkeit sollte ich mir mal abschminken.
Nachmittags Waldspaziergang und Problemgespräch mit Karin. Fühlte sich von mir benutzt, mißbraucht, verletzt. Ich empfand die Vorwürfe als überzogen, aber die Praktizierung meiner Sexualität sollte ich wirklich mal aussetzen. Nach dem Problemgespräch entspanntes Kaffeetrinken im Waldcafé mit einem Glas Johannisbeerwein. Der erste Alkohol seit zehn Wochen.
Abends mit Hans, Walter, Heike und Karin nach Stuttgart ins »Theaterhaus« zu Jango Edwards gefahren. Ich war vom Tag erschöpft. Der sexsüchtige Derwisch auf der Bühne: ein zu heftiges Kontrastprogramm zu meiner allgemeinen Stimmungslage.

Samstag, 24. 4.:
Schöner Spaziergang bei herrlichem Wetter zur Illerschleife mit Karin. Essen im »Rauchkuchl«. (Habe bis jetzt 12 kg abgenommen.) Sitze im Kurcafé und habe das Gefühl, mit der Therapie abgeschlossen zu haben. Ein bißchen zu früh. Abends schöner, stimmungsvoller und lustiger Friedenstanz. Fühlte mich sehr geborgen.

Einen Alltagsvertrag entworfen.

Berliner Alltagsvertrag

1. Ich werde auf Prostituiertenbesuche (Bordell, Straßenstrich, Clubs o. ä.) verzichten.
2. Ich werde regelmäßig einmal in der Woche ein AS-Meeting besuchen.
3. Ich werde bei jeder neuen Frauenbekanntschaft eine mindestens achtwöchige sexuelle Abstinenz einhalten. Und vor einem sexuellen Kontakt offen und ehrlich von meinen Problemen als Sexsüchtiger erzählen.
4. Ähnlich werde ich in meinem bisherigen weiblichen Bekanntenkreis verfahren. Ich werde immer nur zu einer Frau ein sexuelles Verhältnis haben, mit meinen Mehrfachbeziehungen, Heimlichkeiten und Beziehungszerstörungen aufhören.
5. Ich bemühe mich um Kontakte zu ehemaligen Grönenbach-Patienten und um einen Bekanntenkreis, in dem ich auch von meinen Problemen erzählen kann.
6. Ich werde auf Freßanfälle verzichten und mich bemühen, mein Gewicht bei 84 kg zu halten.
7. Ich treibe mir zur Freude mindestens zweimal in der Woche Sport.
8. Ich vertraue mich meiner höheren Macht an und entscheide mich, anders als bisher zu leben. Ich begegne mir selbst mit Liebe, Zuneigung und Wertschätzung.
9. Ich weiß, daß ich kein Recht habe, mein Leben anzutasten, und akzeptiere Krisen als normale Bestandteile meines Lebens.

26.4.:

Spazierfahrt bei Regen mit Karin zum Café »Alpenblick«. Himbeertörtchen, reden, schmusen, viel Vertrauen. Heimfahrt: Sie schloß ihre Zimmertür zu. Wir haben sehr zärtlich, ganz klein, ganz weich, ganz offen, mit vielen Pausen, vorsichtig, mit Gesprächen, mit Lust und Liebe miteinander geschlafen. Ich war ganz nah bei ihr. Ihr sehr junges, fast kindliches Gesicht, teils lustvoll, teils ängstlich, hat mich sehr berührt. Bob Dylan sang passend: »Sara, o Sara, sweet virgin angel.« Ich habe sie sehr zärtlich ge-

streichelt. Erstmals Sex mit Nähe, Sex mit Liebe. Erst Liebe, dann Sex. Lust und Liebe gehen zusammen: Eine ganz neue Erfahrung für mich.
Am nächsten Morgen ging es ihr gut. Mir auch. Nein, das war kein Rückfall. Oder doch? Ich weiß es nicht, auch nach zwölf Wochen stationärer Therapie nicht. Nein, es war kein Rückfall, ich habe ein gutes Gefühl. Aber ich trau' mir nicht. § 5: Diesmal werde ich nichts öffentlich beichten.

27.4.:
Massive Abschiedsgedanken. Ansätze zu einer sehr positiven Bilanz meiner stationären Therapie, konkrete Vorstellungen über meinen künftigen Alltag, große Ängste davor, grundsätzliche Zweifel am Erfolg der Therapie lösen sich in schneller Folge ab. Ich fühle mich sehr erschöpft. Möchte meine Kinder endlich wiedersehen.

28.4.:
Schreibe meinen Abschlußbericht. Meine allerwichtigste Erfahrung: Liebevolle Zuwendung – und meine Sucht löst sich in Nichts auf. Rita hat ihren ärztlichen Abschlußbericht über mich geschrieben:

> »(...) Der Patient hatte anfangs Mühe, sich auf die therapeutische Gemeinschaft einzulassen, bei Anforderungen neigte er dazu, mit Rückzug und Resignation zu reagieren. Durch die Enge der therapeutischen Gemeinschaft und das hohe Konfrontationsniveau begann er sich mit seinem süchtigen Verhalten auseinanderzusetzen. Wobei es ihm – anfangs aus Schamgefühlen, später aus Angst vor einer Symptomaufgabe – schwerfiel, klare Positionen zu beziehen. Bis zuletzt rang er in der Therapie um die Klärung von Sexualität und Sensualität bzw. um die Nähe- und Distanzregelung, vor allem in Beziehung zu Mitpatientinnen. (...)
> Unseres Erachtens benötigt der Patient zur Stabilisierung und Fortsetzung des begonnenen Prozesses weiterhin ambulante psychotherapeutische Behandlung sowie den konsequenten Besuch von Selbsthilfegruppen, da bei der schweren Beziehungsstörung des Patienten die Therapie bei uns nur ein er-

ster Schritt heraus aus seinem süchtigen Verhalten gewesen ist.«

Ich ärgere mich. Wo sind meine positiven Erfahrungen? Ich denke an den Regennachmittag mit Karin. – Na ja, von manchen Erfahrungen weiß Rita im Interesse der Hausordnung halt nichts. – Ich war ja seit jeher ein braves Kind. Aber in einem Bereich hab ich schon immer nicht auf Mutti gehört.

29.4., 19.15 Uhr:
Mein Friedenstanz. Ich bin sehr gerührt, Abschiedsschmerz überkommt mich, ich muß weinen. Ich schaue alle offen an. Spüre die Hände unter mir. Sie heben mich, halten mich, wiegen mich.

30.4., 10 Uhr:
Herzliche, tränenreiche Verabschiedung von meinem Fröschlein, von Manfred, von vielen Menschen, die mich begleitet haben, die mir ans Herz gewachsen sind. Manfred und andere singen mir ein Abschiedsständchen: »Hinterm Horizont geht's weiter«. – Ich fahre ab in Richtung Berlin, Richtung Alltag. Mit Angst und Hoffnung und neuen Erfahrungen.

Horror vacui und Hoffnung

Nachtrag I.
Ein Jahr danach. Ich bin zu Besuch in G. Meine Mutter sitzt mir gegenüber am Küchentisch. Ein eingefallenes, weißes Gesicht. Graue, wirre Strähnen fallen ihr in die Stirn. Ihr alter Küchenkittel. Sie wischt häufig ihre Brille daran ab. Es fällt mir schwer, sie anzuschauen.
»Zeig mal!« sagt sie und stößt mich an. Immer wieder muß ich den Arm anheben, sie rückt dann die Tischdecke zurecht.
Ihre Wohnung ist unaufgeräumt, verdreckt. Sie sieht sehr schlecht, bekleckert sich, wäscht sich nicht, sie ist völlig unselbständig geworden: Ein Pflegefall. Doch wenn ich ihr helfen will, wird sie aggressiv. Sie hebt die Hand, als wolle sie mich schlagen. »Wenn jeder so sauber wäre wie ich!« Eigentlich müßte ich die Wohnung gründlich putzen. Nein, Sauberfrau, ich kann es nicht. »Du tust ja gerade so, als wenn ich das größte Dreckschwein wäre!« sagt sie. Die Sauberfrau wäscht sich nicht mehr freiwillig. Wütende Schreie, als ich ihr das Badewasser einlasse.

> »Seit Jahren encephalographisch nachweisbare Hirnathrophie mit zunehmender zeitlicher, örtlicher und kommunikativer Desorientierung und zunehmender Unfähigkeit der Selbstversorgung.«

Heute morgen kam sie in mein Zimmer, ließ das Rollo hochsausen und schaute mich lange erschrocken an: »Ach, du bist hier?« Sie hatte vergessen, daß ich zu Besuch bin. Ja, Mutti, ich bin da. Und ich bleibe. Ich bleibe noch eine Weile.
»Wo ißt du denn heut mittag?« Immer, immer wieder diese Frage. »Ich hab' ja jetzt gar nichts für dich!« – »Und was ißt du denn heute mittag?«
Sie starrt an mir vorbei an die Wand. »Was wollt ich dir denn noch sagen?« fragt sie. »Ich weiß jetzt wirklich nicht mehr, was ich dir sagen wollte.« Schweigen. »Es ist alles so bitter!« sagt sie.
»Was wollte ich dir bloß noch sagen?« Dann steht sie wieder auf, sie ist von einer manischen Unruhe. Sie macht die Küchen-

schränke auf und wieder zu. Setzt sich, steht wieder auf, schaut in alle Schränke, sucht. Ich frage: »Mutter, was suchst du denn?« Sie schaut mich an: »Ja, Junge, wenn ich dir das jetzt sagen soll.« Und sie sucht weiter. Sie sucht den ganzen Tag. In allen Schränken.
Sie sucht wie ich. Ich suche wie sie: Leben, Lebendigkeit, Wärme, Zugehörigkeit, Sinn, bedingungslose Zuwendung. In leeren Schränken.
Sucht ist die pathologische Lösung des Sinnproblems. Scheinbar weiß ich, wonach ich suche: Frauen, Sex, sexuelle Erregung. In Wirklichkeit weiß ich es so wenig wie meine Mutter. Ich suche, weil ich das diffuse Gefühl habe, daß mir etwas fehlt. Ich suche, weil ich unter der Leere leide. Sucht: ein Zustand des chronischen und akuten Mangels und der Angst vor der Leere. »Horror vacui.« Ein Goldgräber, der nicht einmal weiß, wie Gold aussieht, hat schlechte Karten. Sucht: ein Ausdruck der Desorientierung. Sinnlose Suche in leeren Schränken.
Ja, ich bin süchtig. Ich habe lange, sehr lange gebraucht, um es einzusehen, um es zu akzeptieren.

> »Sucht wird heute definiert als ein unabweisbares, starkes Verlangen nach einer Droge oder einem bestimmten Verhalten (z. B. Arbeiten, Spielen, Essen, Sex) mit dem Ziel, vor dem gegenwärtigen unerwünschten Erlebnis- und Bewußtseinszustand in einen anderen gewünschten zu fliehen. Der willentliche Einfluß auf das Suchtverhalten geht mehr oder weniger verloren (Kontrollverlust). Es kommt zur Dosissteigerung. Das Suchtverhalten will immer wieder befriedigt werden (Wiederholungszwang). Der Süchtige kann nicht von seiner Sucht lassen (Abstinenzunfähigkeit). Das Leben zentriert sich immer mehr um das Suchtverhalten« (Interessenabsorption). (W. Gross)

Alles stimmt: Geilheit statt Angst, Hautkontakt statt Einsamkeit, Erregung statt Druck. Kontrollverlust, Dosissteigerung, Wiederholungszwang, Abstinenzunfähigkeit, Interessenabsorption. Nur die Verzweiflung, die Hoffnungslosigkeit, die Scham und die Betablocker-Schachteln vor mir auf dem Tisch fehlen in der Definition.
Alles stimmt: ein übermächtiges Verlangen nach Erleichterung und Flucht, ein verselbständigtes, ein maßloses Verlangen, eine

immer schwerer zu erreichende Befriedigung, die nachlassende Beziehungsfähigkeit, der Alltag ein Suchtalltag, das Schielen nach dem Balken.
Nach meiner Therapie und in meiner frischen Liebe zu meiner kleinen Berlinerin war ich der Überzeugung: Ich geh' nie, nie wieder zu einer Prostituierten. Zwei Wochen später rief mich Rozanne an: Eine halbe Stunde später war ich bei ihr. Aber es war furchtbar schal und öde: Nein, das ist es nicht, was ich brauche. Noch nie war es so klar, so deutlich spürbar gewesen. Ich hatte jetzt etwas anderes, ganz Neues kennengelernt: Sex mit Liebe.
Und es gab Wochen ohne Rückfall. Aber es war ein ständiger Kampf. Meine Phantasie war beherrscht von den immer gleichen Vorstellungen; ich merkte: Ich bin besessen. In immer neuen Situationen überfiel mich der Wunsch, wieder in den Puff zu gehen. Abends in meinem Wohnzimmer vor der Arbeit, um den Druck wegzunehmen, nach der Arbeit zur Belohnung. Sonntag abend, Montag morgen. – Ich seh' eine Frau auf der Straße, blättere in einer Zeitschrift, sitze vorm Fernseher: Immer gibt es »Auslöser«.
Die Sucht ist wie ein alter Kaugummi an der Schuhsohle. Ich kratze und kratze und werde ihn nicht los. Ich wende immer noch viel Kraft und viel Zeit auf, um nicht zu gehen. Es gibt Tage, wo ich stundenlang mit meiner Sexsucht beschäftigt bin. Meine Phantasien werden beherrscht von den alten Bildern, ich vollziehe die alten Rituale, lese die Clubanzeigen. Ein diffuses Verlangen nach gekauftem Sex. Dieses Verlangen hat mit meiner Sexualität eigentlich wenig zu tun. Verselbständigte Lüsternheit: Ich kann zwei Stunden zuvor sehr schön mit einer Frau gevögelt haben und meine doch: Ich brauche jetzt dringend Hurensex. Unstillbare Sehnsucht.
Oder ist doch nur der verklemmte Umgang mit meiner Sexualität mein Problem? Meine Schuldgefühle, meine Scham? Aber ich kann Puff-Sex nicht genießen, sowenig wie ein Alkoholiker ein Gläschen. Ich bin nicht frei. Es ist für mich eine zerstörerische Droge, über die ich die Kontrolle verloren habe. Ich muß »das erste Glas stehenlassen«.
Manchmal vergesse ich meine Sucht, manchmal denke ich, ich hätte alles im Griff. Drei Tage nicht im Puff, und ich glaube ernst-

haft: Jetzt hab' ich's geschafft, ich bin drüber hinweg. – (Tagträumereien von einer wunderschönen jungen Frau, ihr Körper, ihre Liebe heilen mich für immer. Die Sehnsucht nach dem Körper, der mich tröstet, mich erlöst. Ich könnte mir einen kaufen. Nicht für eine halbe Stunde, nicht für eine Stunde, sondern für die nächsten Jahre. Ich brauche einen ständig verfügbaren Trost.)
Ich erkenne besondere Gefährdungssituationen: Sonntag abend zum Beispiel. Vor der Arbeitswoche. Passe hier besonders auf. Die Folge: wochentags nach der Arbeit kommt jetzt die Lüsternheit viel stärker. Sie wandelt sich, sie paßt sich meinen Argumenten, meinem Verhalten an. Sie ist ein Chamäleon. Ich sage: Druck halte ich aus. Sie sagt: gut so, dann belohn dich doch wenigstens mal. Seit einer Woche trocken, das muß mit einer Flasche Schnaps begossen werden. Prosit, Süssifusch! Es gibt Erfolge, und es gibt immer wieder Rückfälle. Ich gebe mich auf. Siebenmal in einem Monat: Drogenpein, Verzweiflung, Selbsthaß hoch sieben.
O Herr, erlöse mich von diesem Elend! (233. Folge)
Fünf freie Tage. Nehme mir vor, in diesen Tagen eine dringende Arbeit zu erledigen, die ich schon seit Wochen vor mir herschiebe.
Um 8 fange ich an, um 10, um 12, um 3, um 5, um 6. Ich bin erschöpft und resigniere. Ich räume auf, sortiere alte Zeitungen aus. Beschäftige mich manisch, verspüre einen immer größeren Druck, der Aufgabe überhaupt nicht angemessen. Weiter so am zweiten, am dritten, am vierten Tag. Jeden Tag wird der Schraubstock fester angezogen.
Der vierte Tag ist rum, keinen Handschlag habe ich gemacht: Ich schlafe schlecht. Alle Vorsätze lade ich auf den letzten Tag.
Stehe früh auf, gehe im Tiergarten laufen. Schaffe nur mühsam meine Runde. Dusche und fahre in den Puff. Eine füllige Schwarze, an die ich mich nicht mehr erinnern kann. Kaufe ein bißchen ein; ein zweites, ausgiebiges Frühstück. Mit Zeitung, Brötchen und dem ungeheuren Druck, jetzt endlich anzufangen. Rufe in einem Club an, verabrede für sofort einen Termin. Werde von einer Frau am ganzen Körper mit viel Öl massiert. »Bis zur totalen Entspannung.« Liege regungslos auf der Bank. Ein intensiver, fast schmerzhafter Orgasmus. Total ist die Entspannung keineswegs. Ich fahre nach Hause. Fange tatsächlich an zu arbeiten.

Eine Stunde halte ich durch. Schalte den Fernseher ein, esse etwas, sitze wieder vor der Glotze, die Zeit verrinnt erbarmungslos. Rauche ohne Pause. Rufe in verschiedenen Clubs an. Dosensuppen, Kuchen.
Es ist Abend, ich habe so gut wie nichts geschafft. Am Bahnhof lade ich mir eine junge Heroinsüchtige in mein Auto, lasse mir auf einem Parkplatz in der Nähe einen blasen. Habe das Gefühl, zerdrückt zu werden. 400 DM ausgegeben an diesem Tag. Meine Bank hat mir geschrieben: »Sollten nochmals ungedeckte Verfügungen vorkommen, sehen wir uns leider gezwungen, diese der SCHUFA mitzuteilen und die ec-Karte zu sperren.« »Es spitzt sich zu!« sage ich. Weiter, weiter! Die Katastrophe ist die Erlösung. Weiter zum point of no return! Oder: Mein Arm festgenagelt, festgeschraubt an der Wand.
Erschöpft, leer gehe ich am nächsten Tag zur Arbeit. Meine Aufgabe muß ich am nächsten Wochenende erledigen. Am Samstag, am Sonntag treibe ich es weiter. Der Druck wird immer größer. Lange halte ich es nicht mehr aus.
Fahre in einen »Pärchenclub«. Für Damen freier Eintritt, für Soloherren 150 DM. Eine Villa in guter Lage am Stadtrand. Der Chef empfängt mich in Badehose. »Gib mir 150 Mark, und wir sind Freunde«, sagt er. Er führt mich durch sein Etablissement. Leiht mir eine Badehose. Führt mich zum reichhaltigen Buffet. Ich kann jetzt nichts essen. »Die Spielwiesen sind oben.« Mit Matratzen ausgelegte Räume. Schwach beleuchtet. Eine Gruppe: eine Frau, vier Männer. Ein Mann vögelt mit der Frau. Die anderen sitzen drumherum und schauen zu. Irgendwo sitzt eine nicht mehr ganz junge Frau im Badeanzug. Keine Professionelle. Ich setze mich in ihre Nähe. »Darf ich dich ein bißchen streicheln?« fragt sie. Sie faßt mir an die Hose, ich fasse ihr zwischen die Beine. Wir gehen in einen leeren, kleinen Raum. Sie nimmt meinen Schwanz in den Mund. Zwei, drei Männer stehen an der Tür und schauen zu. »Darf ich mitmachen?« fragt ein junger, muskulöser Türke und kommt herein. Die Frau setzt sich auf mich. Nach meinem Orgasmus wechselt sie ohne Pause zu meinem Bumskollegen. »So'n schönes Erlebnis!« sagt die Frau. Wir duschen.
Der Türke und ich sitzen auf der Terrasse und trinken Orangensaft. Die Frau geht vorbei, winkt uns zu. Nach einer

Weile gehen der Türke und ich zusammen wieder hoch. Eine Frau kniet neben einem Mann und bläst ihm einen. Nach einer Weile fragt sie: »Was ist mit euch beiden?« Ich sage: »Wir beide sind zu allem bereit!« Sie drückt mir ein Gummi in die Hand. Ich vögele sie von hinten, während sie sich weiter dem Mann widmet. Ich komme schnell zum Orgasmus. Gebe dem Türken ein Zeichen. Er rollt sich den Gummi rüber. Löst mich ab. Ich gehe duschen. Die Frau sehe ich nachher kurz an der Bar. Sehe ihr ganz hübsches Hausfrauengesicht. Fahre nach Hause. Bin von der Situation noch ganz erregt. Ungeheuerlichkeit, Anonymität hoch drei.
Fahre auf dem Heimweg mehrmals um den Bahnhof. Susanne steigt in mein Auto. Wir fahren in ihre Wohnung, in der es keine Möbel gibt. Susanne ist sehr dünn und sehr zerstochen. Sie gibt mir ihre Telefonnummer, weil sie mich so nett findet.
Gegen drei bin ich zu Hause. Meine Akten liegen offen auf dem Tisch. Ich kann nicht schlafen. Noch eine halbe Drehung, nur noch eine halbe Drehung! – Stunden später liege ich auf meinem Teppich. Möchte sterben, es geht nicht. Schlage mit den Armen auf den Boden. Es tut weh. Ich weine ohne Tränen, und es bricht aus mir heraus: »O Gott, Gott, womit habe ich das verdient?«

Verdammt, das Reden nutzlos, nutzlos das Schreiben.
Abgesoffen der Schacht, zubetoniert.
Dicker als der Sarkophag bei Kiew.
Alles wie gehabt.
Nein, nur ein bißchen schlimmer.
Therapieerfolg: Der Schmerz geht jetzt tiefer.
Ich gehe schneller vor die Hunde, in die Knie.
Die Verzweiflung ist größer. Die Hoffnung dahin.
Immerhin: Ich weine eher.
Wochen mit Druck, Fressen, Puff und Haß.
Séparéebar, Bordell und Straßenstrich.
Sonntag abend, Montag mittag, Dienstag morgen. Immer.
Tag und Nacht, im Kopf, im Schwanz die Gier nach Erlösung.
Ich weiß, ich weiß ... Und tue es trotzdem.
Ich tue es. Ich tue es. Ich tue es immer wieder.
Nur nicht drüber nachdenken, nachfühlen.
S. O. S. Ich sinke, keine Rettungsboote in Sicht:

Therapie und Offenheit, Kapitulation und Gespräche,
Analyse, Einsicht und Gebete.
– Ich habe keine Lust mehr.
Mayday, Mayday. Meine Lust tut tödlich weh.
Es ist, als ob ich stürbe: so kalt, steinhart.
Meine Seele friert draußen im Niemandsland.
Ich laß sie um keinen Preis hinein.
Ich tue es und muß Beton auf meine Seele gießen.
Ich tue es und leg mein Herz auf Eis, gepökelt.
Um meine Schmerzen nicht zu spüren.
Und doch tut es so furchtbar weh.
Eiserne Ringe pressen mich.
Drogen-Ventil: Lebendigkeit im Grabe,
Atemluft im Eiseswasser.
Gekaufte Wärme hoch bei mir im kalten Norden.
Wärme wie von Fünfer-Pack-Plastiksocken
an abgestorbenen Füßen.
Ein Gummi wärmt die Seele nicht.
Es macht mich immer kälter, toter.
– Drum tue ich es auch. Verdammt.

Ein mühsamer Weg

Nachtrag II.
Allmählich komme ich wieder zu mir. Meine lebendigen Anteile kommen wie Korken nach oben. Trotz meiner angehäuften Overkill-Kapazitäten: Ich lebe. Ich funktioniere sogar, ich mache meine Arbeit, mehr schlecht als recht, aber ich falle nicht auf, erledige die Aufgabe termingerecht, scherze mit meinen Kollegen. Die große dunkle Scheibe, die alles trennt.
Es gelingt mir, den Verstand einzuschalten, die Ursachen meiner Rückfälle zu analysieren. Ich hole mir Hilfe, rufe Freund M. an, rede. Gehe ein bißchen verständnisvoll mit mir um. Nicht ganz so gnadenlos wie sonst. Und langsam, langsam krieche ich wieder heraus aus dem tiefen Loch. Das Leben akzeptieren heißt Krisen akzeptieren, ...na gut, auch wenn es schwerfällt. Todesschacht und Hasenpresse gehören scheinbar dazu. Bisher hab' ich jeden Absturz überlebt.
Manchmal sehe ich meine Fortschritte, meine Erfolge, werte sie nicht immer ab. Manchmal akzeptiere ich mich, begegne mir freundlich. Manchmal? – Selten. Zu selten. Aber Freunden, die mir von ihren Problemen erzählen, rate ich zu verständnisvollem Umgang mit sich selbst.
Ich spüre meine kaum entwickelte Toleranz für Frust und Schmerz. In bestimmten Bereichen bin ich noch nicht erwachsen geworden. Frühkindlicher Egoismus, bedingungslose Liebe ohne jede Forderung. Penetration als aussichtloser Versuch der Rückkehr in die schützende, dunkle Höhle. »Laß mich darunter sicher stehn, bis alle Stürme vorübergehn. Maria, breit den Mantel aus.«
Embryonale Bedürftigkeit, kaschiert mit männlichem Imponiergehabe. Bei G., dieser sehr mütterlichen Frau, konnte ich mich nicht mehr verstellen: Ich wollte mit ihr schlafen, aber heulend, ganz klein lag ich auf ihrem Bauch, an ihrer Brust. Sie hat mich ganz selbstverständlich, ohne Fragen getröstet. Es tat mir unendlich gut. In der letzten Zeit werde ich oft beim Vögeln traurig, muß

weinen. Ich lasse Nähe zu, und es tut weh. Ich spüre, was ich mir alles angetan habe.
In meinem Suchtalltag hat sich etwas Entscheidendes geändert: Ich habe es mir oft bewiesen: Auch wenn mich die Lüsternheit gepackt hat, ich muß nicht gehen, ich habe die Wahl; ich bin dieser Sache nicht mehr wie früher wehrlos ausgeliefert. Ich kann umkehren. Es ist nicht mehr der Zwangsablauf mit Zähneklappern. Selbst wenn ich schon losgefahren bin, ja selbst wenn ich schon im Puff gelandet bin: Ich habe die Freiheit, ich kann noch gehen. Ich kann umkehren. Ich beobachte mich selbst, ich kann kommentierend, handelnd eingreifen. Ich führe ein Protokoll meines Sexuallebens, ich rede mit anderen Menschen über meine Probleme. Ich sterbe nicht, wenn ich nicht geh'. Ich gehe nicht, und es geht mir gut. Das muß ich mir merken.
Und allmählich wird es besser. Ich muß nicht mehr ständig kämpfen. Es gibt Tage, wo ich kaum an den Puff und »Fast sex« denke. Es gibt eine ganze Woche ohne Besessenheit, es gibt die längste »Trockenheits«-Phase meines Lebens: 15 Wochen. Und: In den nächsten 24 Stunden werde ich auch nicht gehen. Ich bin ganz optimistisch, zuversichtlich.
Ja, mir geht es gut. Mache mir einen schönen Sonntag: Frühstück mit Mozart, Waldlauf, Lesen, gutes Essen mit Freunden. Sitze abends in meiner Wohnung und habe plötzlich ein Bild vor Augen: der Oberschenkel, der Arsch einer Frau, und ich schiebe meine Hand zärtlich-geil unter den Rand ihres Slips. Ich stehe auf, ziehe mir in aller Eile die Schuhe an, das Jackett im Hausflur. Bemühe mich, nicht nachzudenken – jetzt nicht innehalten –, und fahre in den Puff. Sandy, die braune Holländerin, steht mit ihrem schwarzen Lackmieder in der Tür. Nur nicht innehalten. »Du bist lieber Mann, besuch mich bald wieder«, sagt sie.
In der Nacht danach liege ich lange wach und habe den ganz konkreten Wunsch, mich umzubringen. Stehe auf und schaue nach, wie viele Betablocker ich noch habe. Es sind nicht mehr viele. Ich drehe prophylaktisch einen dicken Eisenhaken in meinen Schlafzimmerbalken. Tagelang geht es mir sehr schlecht. Mir wird schmerzlich klar: Es ist ein langer und schwerer Weg. Und jeder Rückfall spült den mühsam errichteten Damm von dannen. Spült Selbstachtung, Optimismus, den Humus hinweg. Verkarstung.

Doch in der letzten Zeit forste ich ein bißchen auf. Der Arbeit von Generationen bedurfte es auf den Aran-Islands, um die wenigen, fruchtbaren Krumen zu sammeln.
Wie konnte ich so leben? In diesem Zustand des Mangels, des Schmerzes, des Selbsthasses, der Lüge, der Selbstzerstörung? Ich habe nicht nur andere, sondern am längsten und intensivsten mich selbst betrogen. Zwei Tage ohne Puffbesuch, und ich habe mir eingeredet, ich schaff' es. Ich muß mich nur ein bißchen anstrengen, dann kriege ich meine Probleme in den Griff. Ich habe mir eingeredet, eigentlich gar kein Problem zu haben. Unzulänglichkeitssyndrom. Doppelleben, auch vor mir selbst. Und: Im Zustand des Mangels zu leben ist mein Normalzustand. Ich hatte Angst davor, mir selbst zuzugeben, daß ich mein Leben nicht mehr im Griff habe, daß ich machtlos bin, Hilfe brauche. Ich hatte Angst, meine Krücke abzugeben, meine Sucht war mein Leben, meine Lebendigkeit, mein Trost, mein Männlichkeitsbeweis, mein Schmerzmittel, mein Joint, meine Flasche. Ich habe nichts, soll ich auch noch meinen leeren Schrank hergeben? Was bleibt mir noch, wenn ich meine Sucht aufgebe? Ich hatte es mir wohnlich eingerichtet in meiner Grabeshöhle. Weshalb hervorkommen? Vielleicht konnte ich ja gar nicht weiterleben ohne meine Droge, meinen Dauertrost?
All das hat dazu geführt, daß ich so lange »durchgehalten« hab'. Scheidung und Claudias Suizid, Blutverlust und Intensivstation, das furchtbare Gefühl völligen Scheiterns und völliger Ausweglosigkeit habe ich gebraucht, bis ich mir Hilfe geholt habe. Dann hat es noch einmal ein Jahr gedauert, bis ich es einsah: Ich bin Wolfram, sexsüchtig. Und ich muß immer wieder auf die Schnauze fallen, um es erneut einzusehen. Ich bin ehrlicher mir selbst gegenüber geworden, ich betrüge mich nicht mehr. (Nicht mehr so oft.) Ich habe mein Geheimnis gründlich gelüftet. Ohne Hilfe bin ich machtlos. Mein altes Leben stirbt ab, ein neues schlägt Wurzeln. Nur manchmal tret' ich heftig drauf auf die neuen Triebe.
Meine Mutter sitzt auf der Couch. Sie fragt mich immer und immer wieder dasselbe: »Wo ißt du denn heute mittag?« Mich nicht versorgen zu können versetzt sie in Unruhe. »Wo ißt du denn? Ich hab' ja jetzt gar nichts für dich.« Laß gut sein, Mutti, bei dir bin ich trotz der zweiten Kelle nie so richtig satt geworden.

Sie schaut sich immer wieder die gleichen alten Fotos an. »Wenn man so an alles denkt, das kann man sich gar nicht vorstellen.« Sie schüttelt den Kopf, weint. Schiebt die Brille hoch und sieht die Fotos wieder an. Ich habe auch ein Foto in meiner Brieftasche und schaue es mir gerne an. Ein Foto von Karin, Simone und mir. Wir liegen eng beieinander in der Halle auf dem Teppich. Ich habe Simone umfaßt, mein Kopf liegt auf Karins Bauch. Ringsum sind Menschen, es ist nach einer VV. Einer der seltenen Augenblicke, in denen ich »satt« und zufrieden bin. Zwei magersüchtige Frauen, ein sexsüchtiger Mann. Und alle drei rundum satt. Ich sehe mir das Bild an, sehe meine Mutter an und weine ein bißchen. Ausgehungert nach Liebe, nach körperlicher Nähe. Alles, was ich im Bordell nie bekam, selbst wenn ich immer noch einen Hunderter draufgelegt hätte, hier habe ich es ganz umsonst bekommen. Viele Menschen um mich herum, keine Bedrohung, keine Zaunphantasien, sondern ein angenehmer Schutz. Ich kann nehmen ohne Gegenleistung. Ich kann meine Bedürftigkeit, meinen Mangel, meine Defizite zeigen. Wir nehmen uns, was wir brauchen. Meine Kinder hatten vor einiger Zeit ihre Freundin eingeladen: Abends lagen sie schlafend genauso im Bett. Bonding, liebevolle Verbundenheit. Das ist es, wonach ich immer gesucht habe, das ist es, wonach meine Mutter immer noch in ihren leeren Schränken sucht. Das ist es, was satt macht. Das Einfache, das scheinbar so schwer ist.
Trotz der Rückschläge und Krisen, eines weiß ich ganz sicher: Die dreimonatige stationäre Therapie war der lebensrettende Wendepunkt in meinem Leben. Meine Probleme sind nicht wegtherapiert worden, aber ein Prozeß ist in Gang gekommen. Ich habe seitdem eine neue persönliche Zeitrechnung: vor und nach G. – Entscheidend war neben vielem anderen die konkrete Erfahrung: Zuwendung schaltet meine krankhafte Lüsternheit aus. Die konkrete Erfahrung, daß ich nicht mit mindestens drei Frauen in der Woche vögeln muß. Die konzentrierte, sehr intensive Zuwendung, die ich dort bekommen habe, die vielen positiven Rückmeldungen – all das wirkt nach, hat Langzeitwirkung. Zeitzünder. Vieles hab' ich dort abgetan, gleich wieder vergessen. Jetzt fällt es mir wieder ein. Ich bin ein liebenswerter, ein liebevoller, ein liebebedürftiger Mann! Wegen Insektenbefall habe ich vor einiger Zeit eine Zimmerpflanze radikal abgeschnitten und in eine dunkle Ecke gestellt.

Eines Tages bemerkte ich viele neue Triebe: Sie steht jetzt in neuer Pracht in meinem Küchenfenster.
Ich habe in der Klinik, in der Gemeinschaft neue Wurzeln geschlagen. Meine Angst vor anderen Menschen ist geringer geworden. Früher wußte ich: Ich bin unerwünscht. In G. war meine Entscheidung für das Leben eigentlich der trotzige Satz: Wenn ich schon mal da bin, dann bleibe ich auch. Jetzt heiße ich mich (manchmal) selbst willkommen. Ich lebe, ich bin bedürftig, ich bin berechtigt. Und ich merke, ich gehe anders mit mir um, in Ansätzen aufmerksamer, liebevoller: Ich hole mir Hilfe, ich habe Männer als Gesprächspartner. Ich bewege mich. Meditiere ein bißchen. Ganz einfache, für mich neue Dinge: Decke mir abends den Tisch, kaufe mir Blumen, pflege meine Zimmerpflanzen. »Was kann ich mir heute Gutes tun?« Tai-Chi: Bewegung statt Starre. Meinen Körper spüren (nicht nur beim Vögeln), meine Energie fließen lassen, Lähmungen, Blockaden aufbrechen. Lege mich manchmal nur für eine Minute auf den Teppich, halte inne, strecke mich.
Bleibe nicht stehen, mache neue Erfahrungen. Meine Liebe zu K. war für mich eine große Ermutigung: Ich war bis dahin der festen Überzeugung, zu so etwas unfähig zu sein. Habe die Erfahrung mit dreiundvierzig nachgeholt, die andere mit fünfzehn machen: vorbehaltlos verliebt zu sein.
Wir hatten eine schöne, eine sehr vertrauensvolle, eine sehr zärtliche Zeit miteinander. Das hat mich in meiner Beziehungsfähigkeit ein großes Stück weitergebracht. Die Erfahrung, daß Lust und Nähe zusammengehen, daß Intimität meine Lust größer macht. Der vorsichtige Umgang, der lange Zeitraum einer Beziehung ohne Sex, die Erfahrung, daß man sich ohne Sex näherkommen kann, daß man mit Sex auch Nähe herstellen kann – alles für mich sehr wertvolle, neue Erfahrungen. (Leider sind anorektische Frauen oft sehr rigide und streng, und Liebe macht ihnen angst.)
Neue Erfahrungen: Ich verbringe einen Abend mit C., ich nehme sie in den Arm, wir reden, sie fährt nach Hause, ohne mit mir ins Bett gegangen zu sein – und ich finde den Abend schön. Vor einiger Zeit völlig undenkbar für mich. Intimität und Sensualität – und die Sexualität kriegt ihren richtigen Stellenwert. Neue Erfahrungen: Es gelingt mir nicht mehr so problemlos, mit Sexualität Nähe zu vermeiden. Und plötzlich merke ich, mit wieviel Trauer, mit

wieviel Schmerz Nähe und Sexualität verbunden sind. Ich schlafe mit D., ich bin ihr nah, und es tut unendlich weh: Vergeblichkeit, Ausweglosigkeit, Schmerz.
Aber auch in Krisen und bei Rückschlägen: Irgend etwas ist in mir, das nicht kaputtgeht. Ein Grundoptimismus. Ich stehe jeden Morgen mit neuer Hoffnung auf. Auch nach Frust und Krise muß ich nicht in den Puff. Auch aus diesem Tief komme ich heraus! Ich bin ein lebendiger Mensch. Krisen sind ein Bestandteil meines Lebens. Ich habe den Mut gefunden, auch unangenehme Gefühle auszuhalten. Ich saß schon einige Male abends auf meiner Couch und fühlte mich verzweifelt alleine und einsam. Ich weiß: Ich muß etwas dagegen tun, ich kann etwas dagegen tun. Ich halte es aus.
Nach meiner repressiv-katholischen Vergangenheit – Gott als strafender Saubermann, noch strenger als Mutti und Papa – nähere ich mich in vorsichtiger Weise wieder »spirituellen Gedanken« an. Registriere meinen »spirituellen Hunger«. »Keiner kann gesund werden, ohne daß er an irgend etwas außerhalb von sich glaubt« (Lair/Lechler). Trost und Zuversicht in Gedanken an eine »höhere Macht«.

»Kraft und Geborgenheit –
Liebe und Zuwendung –
Ruhe und Gelassenheit
finde ich in Deinen Armen,
liebender, gütiger Gott!«

Ich bin ein Mensch: ein animalisches und ein geistiges Wesen. Teil der Natur und schöpferisches Wesen. Als Mensch brauche ich – neben der Befriedigung meiner körperlichen Bedürfnisse – die Verbundenheit mit einer höheren Macht, brauche ich Leben als liebevolle Verbundenheit mit anderen Menschen, Gefühle der Brüderlichkeit und das Gefühl der Einzigartigkeit. Ich bin ein unvollständiger Mensch: die Transzendenz, die Verbundenheit ist mir verlorengegangen. Verbundenheit mit Gott, Natur, Religion, Tradition, Milieu. Ich leide darunter. Leide unter dem Fragmentarischen meiner Existenz: Intellekt, systematische Kräfte, Alltagsbewältigung, Routine habe ich halbwegs entwickelt. Gefühle des Mangels und der Zerrissenheit, Leiden unter der Vereinzelung, der Abnabelung. Die diffuse Unzufriedenheit: die fehlende Tat, der von der Scholle vertriebene Bauer, der abgetriebene Fetus, der Verstoßene, die abgerissene Marionette. Der Unvollständige. Ich bin ein entwurzelter Mensch: Die alten Werte meiner Vorfahren gelten nicht mehr, kein Lebensplan gibt mir Halt. Den proletarischen Pragmatismus meiner Eltern habe ich verloren: Leben als Überleben, die Arbeit als Kern der Existenz, der notwendige Fatalismus, die gute Genügsamkeit: All das, was ihr Leben einschränkte und ihm einen Rahmen gab, habe ich verloren. Kein soziales Milieu, keine Religion gibt mir eine Orientierung: Sinnstifter und Richter muß ich sein. Meine Arbeit, meine Bildung, meine Sensibilität sind keine Hilfe, machen meine Isolierung größer. Ich bin ein Mann mit kreativer Potenz: Es gibt nicht nur das Defizitgefühl, sondern auch die Ahnung, daß es irgendwo in mir Potenzen gibt, die unentdeckt, verschüttet, unentwickelt sind. Sehnsucht nach Kreativität. Ich will meine Kraft leben. Ahnung von Mann-Sein. Im Einklang mit mir selbst sein. Meine Sehnsucht nach Ganzheit: nach Sinn, nach Schönheit, nach Angenommensein, nach Geborgenheit, letztendlich nach Liebe. Liebe ist Verbundenheit, ist Sinn, ist Leben, ist Schönheit. Es gelingt mir nur mühsam, die Ahnungen zu entwickeln, die Defizite auszugleichen, die Ganzheit herzustellen. Ich nehme mich selbst nicht an. Ich nehme die Hilfe Gottes nicht an: Meine Spiritualität ist ein verkümmertes Pflänzchen. Zwischen Gott-Liebe-Welt und mir ist eine tiefe Kluft. Und ein lauter Hilfeschrei überm Abgrund. Sehnsucht nach der Brücke, Sehnsucht nach Erlösung. Nach Liebe statt Selbsthaß. Ich bin ein Mann und weiß nicht, was das heißt. Krieg, Arbeit, Sex sind angeblich die Säulen männlicher Identität. Ich bin kein Krieger, mein Selbstbewußtsein kommt nicht aus der Arbeit. Ich habe nur eine Säule; auf diese Säule habe ich eine falsche Heilige gestellt. Ich habe mir einen Götzen geschaffen, einen ständig wiederholten Versuch der Erlösung: Frau-Sex-Sucht. Sucht ist Suche, zwanghafte Suche immer in der gleichen Ecke, durchdrehendes Rad, das sich immer tiefer eingräbt, die pathologische Lösung des Sinnproblems. Es hat nur am Rande etwas mit meinen körperlichen Bedürfnissen zu tun. Weiblichkeit als Erlösungsversprechen, Weiblichkeit als Liebesversprechen, als Heilungsversprechen, Weiblichkeit als Versprechen von Kreativität, Jugend, Schönheit, Ganzheit. Da ich nie an eine Göttin gerate, muß ich immer weitersuchen. Sexualität – verschüttet, überlagert – als Versuch spirituellen Erlebens. Rausch, Flucht statt

Verbundenheit. Sex und Frauen statt Horror vacui. Mich selbst finden, meine Männlichkeit finden. Ich bin ein Kind. Mit steigendem Lebensalter wird die Diskrepanz immer größer. »Orale Grundhaltungen zeichnen sich ja vor allem dadurch aus, daß eine Verschmelzung mit Objekten gesucht wird.« Ich muß erwachsen werden, mich selbst erlösen. Keine Fruchtblase wird mehr schützen, keine Amme mich an die Brust nehmen.

> »Der Inhalt der ›Goldenen Phantasie‹ besteht in der Überzeugung, daß es in der Welt irgendwo irgend jemanden gibt, der alle Bedürfnisse vollständig befriedigen kann. Die endlose Suche nach diesem Jemand wird zu einem Leitmotiv des Lebens« (Smith).

Aus meiner Unvollständigkeit und in meiner Unstillbarkeit, aus meiner Offenheit und mit meinen Möglichkeiten, ohne falsche Göttinnen: ein Mann werden, mich selbst annehmen. Den Schmerz aushalten. Sehen, daß es den Jemand nicht gibt.

Ich bin kein Krieger, kein Karrierist, ich brauche keinen Sex zu meiner Selbstbestätigung. Mich selbst lieben. Dann bin ich verbunden mit anderen Menschen, dann bin ich verbunden mit Gott, mit mir selbst.

Neue Erfahrungen und Erkenntnisse, ungeordnete Gedanken. Schritt für Schritt. Ich lege mir ein kleines Nothilfebuch an mit meinen weisen Gedanken, mit kurzen Gebeten, mit Tips und Telefonnummern meiner Freunde:

»In den Puff gehen? Warum soll ich mir etwas Schlechtes antun? Das habe ich nicht verdient. Das ist es wirklich nicht, was ich brauche. Ich weiß es aus tausendfach bestätigter Erfahrung. In den Puff? Nein, ich mag mich doch. Es gibt keinen Grund, nichts spricht dafür. Nein, Mutti, nein, Clemente!«

Wenn ich nicht weiter weiß, wasche ich mein Geschirr ab, wische die Küche auf. Bei akuter Gefährdung – so mein Vorsatz – rufe ich meinen Freund L. an. Als er nicht zu erreichen war, habe ich beim Berliner Suchttelefon angerufen. Die Frau am anderen Ende hat mich sehr ernstgenommen. Mich selber ernst nehmen, mich selber für wichtig und wertvoll erachten: Ich bin der Hilfe wert. Ich bin es wert, daß ich mich um mich kümmere, daß ich mir Hilfe hole, andere »belästige«. Ich bete und schreibe, ich rede mit anderen Menschen.

– Und dann wieder die feste Überzeugung: Die Sucht ist stärker, das Destruktive siegt. Alle meine neuen Erkenntnisse, all meine verhaltenstherapeutischen Hilfsmittel nützen nichts. Meditation und Gebet, Sport und Gespräche, Telefonbücher und Therapie, Offenheit und AS-Gruppe – alles wird schnell stumpf, ich werde immer resistenter, therapieresistenter. Wende neue Erkenntnisse gegen mich. Trotz immer neuer Tünche: Die alten Stockflecken kommen wieder durch.
Und doch: Ich bin aus meinem Todesschacht herausgekommen, stehe am Rand, weiß die Richtung noch nicht, die ich einschlagen soll. Aber ich bin auf dem Weg. Ich lebe. Und ich bin wieder am Boden. Und ich steh' wieder auf. Ein Fuß vor den anderen.

Ausbruch

Nachtrag III.
Ich bin ein »belastbarer« Mann, ein vielseitiger Mann. Ein Mann mit Erfahrungen. Ein Mann mit Zwängen, mit Depressionen, aber auch mit Spaß am Leben, mit Vitalität und (leicht eingeschränkter) Virilität. Ich bin ein Mann, der es sich nicht leichtmacht, und ich bin ein »Rosinenpicker«. Ein Mann mit Fähigkeiten zum Leid und zum Genuß. Und: Wenn ich impotent wäre, ginge es mir sicher nicht besser. A propos Impotenz:
Ich war noch einige Male bei den Anonymen Sexaholikern, es hat mir anfangs gutgetan. Und doch: Es ist nicht mein Weg. Durch angestrengte Abstinenz lerne ich nicht Sex mit Liebe, Sex mit Gefühl. Ich will meine Angst verlieren, ich will liebevoller mit mir umgehen, ich will beziehungsfähig werden. Ich will kein klösterlicher Abstinenzkünstler werden, ich will nicht Spiritualität statt Sex. Ich will nicht trocken, sondern lebendig werden. Ich muß es lernen zu unterscheiden, wann mein sexuelles Verlangen süchtig, d. h. schädlich, destruktiv, und wann es befriedigend und konstruktiv ist. Und süchtig ist es, wenn ich es heimlich ausführen muß, wenn ich es einsetze, um unangenehme Gefühle zu überdekken, wenn es nicht in einer liebevollen Beziehung stattfindet, wenn es mir hinterher schlechter geht als vorher. (Und doch waren mir die AS und ihr Programm eine große Hilfe: Der Gedanke der Kapitulation, die spirituelle Dimension, die Gemeinschaft – all das war sehr wichtig für mich. Vielleicht gehe ich demnächst auch mal wieder hin. Aber wahrscheinlich nicht.) Es gibt keinen Grund für beziehungslosen, destruktiven Sex, aber es gibt auch keinen Grund für Rundumabstinenz. Es tut mir gut, mit einer Frau zu schlafen, die ich liebe. Ich will kein asexuelles Wesen aus mir machen. Ich will neue Erfahrungen machen, will meine Sexualität integrieren und genießen können. Ich muß weg von der Sünden-Strichlisten-Haltung. Mit AS schaffe ich es, vierundzwanzig Stunden am Tag an Prostituierte, an Sex zu denken. Puff-Fokussierung.

Die sexuell verklemmten, schuldbewußten Moralisten, die religiös deformierten Männer (und wenigen Frauen) bei den Anonymen Sexaholikern tun mir nicht gut. Ich will nicht statt des sechsten Gebots das AS-Trockenheitsgebot, statt Ohrenbeichte bei Pastor Güldenberg die Vorstellung im Meeting »mit dem Vornamen, mit meiner Sucht und der Dauer meiner sexuellen Nüchternheit«. Wenn ich das Wort Sünde nur gegen das Wort Rückfall austausche, habe ich nichts gewonnen. Statt Exerzitien jetzt »gründliche Inventur«. Statt zehn Geboten jetzt sogar zwölf Schritte.

Bei allen positiven und lebenswichtigen Erfahrungen in meiner Allgäuer Psychoklinik: In der engen Anlehnung des Klinikkonzepts an das A-Gruppen-Programm liegt ein wesentliches Defizit: die ausschließliche Konzentrierung auf die »Sucht«, der reduzierte, nur negative Krankheitsbegriff, das Trockenheits- und Rückfalldenken, die Gleichsetzung von Sexsucht und Alkoholismus.

Ich bin, wie ich bin. Und das ist auch gut so. Vielleicht muß ich mich »anfreunden« mit meiner Sexsucht: ihren Gewinn – bei all meinen Schulden – sehen, sie als »Überlebensprogramm« sehen, als rebellische Kraft. Als Ressource, die Entwicklung ermöglicht. Ich habe was »erlebt«.

Ich, der brave, der angepaßte Musterknabe mit dem graden Scheitel und der Klemme im Haar, der Ministrant und Musterschüler: In einem Bereich habe ich mich gegen Mutti ganz mächtig aufgelehnt, war ich gar nicht brav. »Nur Schwächlinge haben sich einem so weitgehenden Einbruch in ihre Sexualfreiheit gefügt, stärkere Naturen nur unter kompensierenden Bedingungen« (Freud). Schwer zu schaffen haben sie mir gemacht, aber gefügt habe ich mich nicht, »klein und tot« haben sie mich nicht gekriegt: Mutti, Papa, Pastor Güldenberg, Pater Clemente und all die anderen.

Ein Traum: Mit meiner Mutter zusammen klettere ich einen steilen Berg hinab. Das letzte Stück geht senkrecht nach unten. Ich weiß, hier kommt sie nicht heil herunter. Und richtig, kaum bin ich auf der Straße, kracht meine Mutter neben mir aufs Pflaster. Sie ist durch den Aufprall zusammengestaucht. Ich schaffe sie nach Hause. Sie liegt im Nebenzimmer unter einem weißen

Tischtuch. Mein Bruder will sie in ein Krankenhaus bringen. Ich verhindere das, suche in aller Ruhe die Telefonnummer des Arztes, der meinen Meckel operiert hat, der soll sich um sie kümmern.
In vielen Träumen der letzten Zeit lasse ich meine Mutter sterben, recht ungerührt: ich lasse den Zwang, den Druck, das schlechte Gewissen sterben.
Und noch ein Traum: Ich stehe vor einem flachen Einfamilienhaus. Mit einem lauten Krachen bricht durch die zersplitternde Tür ein Pferd aus dem Haus. Es bleibt mit zerschmetterten Beinen in seinem Blut vor mir auf dem Plattenweg liegen. Dann sehe ich, daß das Haus in Wirklichkeit ein massiver Glasblock ist; Dach, Türen und Fenster sind nur aufgeklebte Attrappen. Das Pferd ist schwer verletzt, aber es lebt: Der Ausbruch war seine einzige Rettung. Eigentlich eine ausweglose, eine tödliche Situation: gebrochene Beine, schwerste Blessuren, viel Blut, aber ausgebrochen aus dem Block.
»Es ist alles so bitter«, sagt meine Mutter. Nein, Mutter. Ich habe dir verziehen. Ich habe meinem Vater verziehen. Ihr habt mich – so gut ihr es konntet – geliebt. Ich habe mir selbst verziehen. »Das Leben akzeptieren, ja sagen zum Leben – das ist Vergebung« (Lair/Lechler). Ich sehe eure Liebe, eure Kraft – deinen Pragmatismus, deine Kraft, deine Tüchtigkeit und deine Liebe, deine Kompromißbereitschaft, deinen Humor und deine Feinfühligkeit. Das muß ich alles hegen. Talente darf man nicht vergraben. Stelle meine Eltern hinter mich, meine Großeltern, vor allem meine Großväter: den knorrigen Bauern Barthel und Karl, den kleinen Sattler und Polsterer. Ich bin nicht alleine, kein einsamer Mann.
Weinend öffnet sie ihr Portemonnaie: »Ich hab' ja jetzt gar nichts, was ich dir mitgeben kann.« Ich nehm' sie in den Arm. Stimmt, Mutti, die Erlaubnis zu leben, die kann ich mir nur selbst geben. Ich weiß, daß ich berechtigt bin, berechtigt zu leben und mir das zu nehmen, was ich zum Leben brauche: Wärme und Liebe.
Vor meiner Abreise will meine Mutter mit mir »noch mal übern Friedhof«. Sie hat sich bei mir eingehakt. Ein schöner Frühlingstag, eine schöne, große Parkanlage. Ein Brunnen mit einer nackten, granitenen Grazie. Vielleicht ist es auch Hel. Wir suchen das Grab meines Vaters. Sie führt mich in die kleinen Friedhofswege;

sie weiß selbstverständlich, wo es langgeht. Doch wir irren suchend über den Friedhof, finden das Grab nicht. »Also das ist mir ja noch nie passiert!« sagt sie. Meine Mutter und ich: orientierungslos zwischen den Gräbern.
Dann entdecke ich die steinerne Nackte mit dem traurigen Gesicht, die Totenkönigin, die unerbittliche Persephone, wieder:

> Jetzt weiß ich den Weg
> und finde lachend hinaus
> aus ihrem Reich.
> Persephone:
> Zwischen ihren steinernen Brüsten
> wächst grünes Moos.
> Grün und ganz weich.

Zitierte Literatur

1. Jacqueline C. Lair und Walther H. Lechler: Von mir aus nennt es Wahnsinn. Protokoll einer Heilung. Stuttgart, Berlin: Kreuz 1983
2. Anonyme Sexaholiker – o. O. 1988
3. Patrick Carnes: Zerstörerische Lust. Sex als Sucht. München: Heyne 1987
4. Werner Gross: Sucht ohne Drogen. Arbeiten, Spielen, Essen, Lieben. Frankfurt: Fischer Taschenbuch Bd. 3531, 1990
5. Marcus Wawerzonnek: Marionetten der Liebe. Die tagtägliche Manipulation im sexuell-emotionalen Bereich. München: Knaur 1990
6. Pereira, Alfonso S. J.: Jugend vor Gott. Gedanken und Gebete. Kevelaer 1959
7. Freier – Das heimliche Treiben der Männer. Herausgegeben vom Prostituiertenprojekt Hydra. Hamburg: Galgenberg 1991
8. Phyllis Chesler: Die Welt geht nicht freundlich um mit ihren auserwählten Opfern. – Interview in »Freitag«, 15. 11. 1991
9. Sigmund Freud: Das Unbehagen in der Kultur. Frankfurt: Fischer Taschenbuch Bd. 10 453, 1994
10. Smith, S.: The golden fantasy. Zit. nach: Mertens, Wolfgang: Psychoanalyse. Stuttgart, Berlin, Köln: Kohlhammer 1981
11. P. Clemente Pereira S. J.: Wer sagt uns die Wahrheit. Ein offenes Wort an reifende Jungen. Donauwörth: Ludwig Auer 1959 (631.–700. Tausend!)
12. P. Gabriel Hopfenbeck: Jugendbeichte. Augsburg: Winfried Werk 1965

Lebenskrisen · Lebenschancen

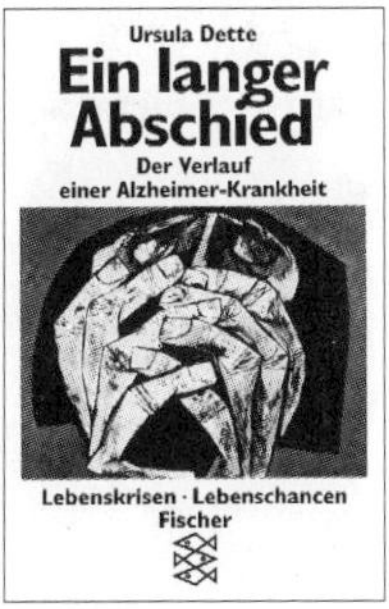

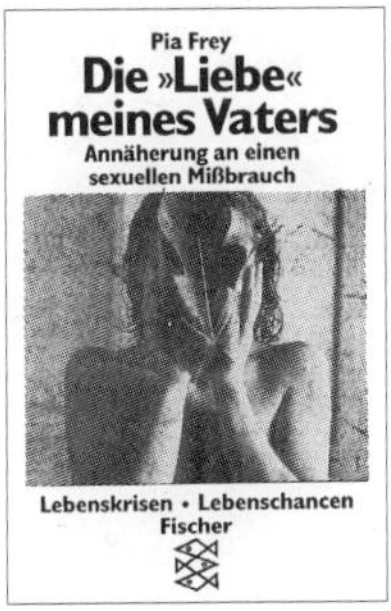

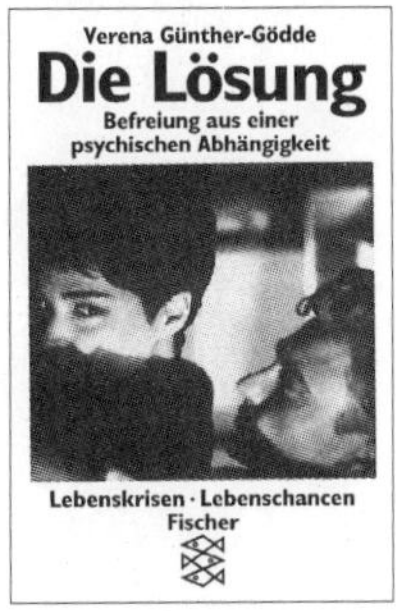

Sigrid Borst
Weniger als ein Jahr...
Unser Kampf gegen den Krebs. Bd. 3248

Ingeborg Bruns
Das wiedergeschenkte Leben
Tagebuch über die Leukämieerkrankung eines Kindes
Band 3247

Ursula Dette
Ein langer Abschied
Der Verlauf einer AlzheimerKrankheit. Band 10873

Petra Dreyer
Ungeliebtes Wunschkind
Eine Mutter lernt, ihr behindertes Kind anzunehmen
Band 3252

Josep M. Espinàs
Dein Name ist Olga
Briefe an meine mongoloide Tochter
Band 11887

Beatrix Fay
Ein paar Wunder bitte
Bericht über eine Risikoschwangerschaft
Band 11687

Pia Frey
Die »Liebe meines Vaters«
Annäherungen an einen sexuellen Mißbrauch
Band 11121

Verena Günther-Gödde
Die Lösung
Befreiung aus einer psychischen Abhängigkeit
Band 10881

Monika Hahn-Lepper
Nicht zum Leben geboren
Trauerarbeit nach dem Verlust meiner Kinder
Band 10257

Torey L. Hayden
Kevin
Der Junge, der nicht sprechen wollte
Band 3253

Fischer Taschenbuch Verlag

fi 26 / 24 a